問題解決モデルで見える

理学療法 臨床思考

臨床実習・レポートにも役立つ
統合解釈テクニック

編集

加藤 研太郎
上尾中央医療専門学校

有馬 慶美
看護リハビリ新潟保健医療専門学校

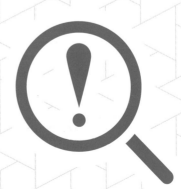

文光堂

● 編　集

加藤研太郎　　　上尾中央医療専門学校理学療法学科副学科長

有馬慶美　　　　看護リハビリ新潟保健医療専門学校学校統括

● 執筆者一覧 (執筆順)

加藤研太郎　　　上尾中央医療専門学校理学療法学科副学科長

有馬慶美　　　　看護リハビリ新潟保健医療専門学校学校統括

対馬栄輝　　　　弘前大学大学院保健学研究科教授

池田耕治　　　　熊本総合医療リハビリテーション学院教育部理学療法学科学科長

石井慎一郎　　　国際医療福祉大学大学院医療福祉学研究科教授

鈴木裕治　　　　仙台青葉学院短期大学リハビリテーション学科助教

小堺秀樹　　　　専門学校東京医療学院理学療法学科夜間部学科長

望月　久　　　　文京学院大学大学院保健医療科学研究科教授

笹川健吾　　　　看護リハビリ新潟保健医療専門学校副校長

長谷川　諒　　　看護リハビリ新潟保健医療専門学校理学療法学科

平林弦大　　　　看護リハビリ新潟保健医療専門学校理学療法学科

河辺信秀　　　　東都大学幕張ヒューマンケア学部理学療法学科准教授

石橋誠隆　　　　和歌山国際厚生学院理学療法学科

松井有史　　　　和歌山国際厚生学院理学療法学科学科長

序　文

　本書は理学療法学生をはじめとして，新人理学療法士および新しい領域にチャレンジしていく現職の理学療法士を対象としています．これまで，経験を積まないとわからないとされてきた理学療法の臨床思考，いわゆる統合解釈を1人で行えるようにサポートすることを目的としています．筆者の学生時代を思い起こすと，養成校での講義や臨床実習において，統合解釈で苦労した記憶があります．当時は明確な答えが示されないまま，何となくわかったような状態のまま過ぎていきました．新人として臨床現場で働くようになった際も，思考の展開の仕方はわからないまま先輩方に考えを聞きつつ，見よう見真似で行っていました．多くの研修会に参加しても，テクニックなどは学べましたが，それらを活用するための臨床思考は明確化していませんでした．試行錯誤を繰り返しながら診療を重ね，おぼろげながら考えを進めていく方向性が見えてきたことを覚えています．

　学生が臨床実習で受ける指摘事項として，「統合解釈ができない」は変わらず上位にきており，筆者が学生時代だった20年以上も前と変わらない印象です．近年は現職の理学療法士の臨床思考を可視化した書籍が散見されるようになってきました．しかし，臨床思考そのものが十分確立されたとは言い難い状況だと感じています．EBMの浸透により，各種ガイドラインなどの整備が進められ，日本理学療法士協会においても領域ごとの学術向上を目指して，12領域が法人学会として，10領域が研究会として独立しました．他の医療職と同様，科学としての理学療法確立に向けて動いています．しかし現状同じ症例を担当しても，確立された臨床思考がないため目標設定や理学療法プランにかなりの幅がある状況と感じています．

　本書では従来アートとして扱われ，ブラックボックスとなっている臨床思考に焦点を当てました．日本は国民皆保険制度の国であり，全国どこにいても同質の医療が受けられる世界に誇るシステムが確立しています．その医療の一翼を担う理学療法士も，経験年数に関係なく適切な理学療法を提供できるようにすべきだと思います．そのため，臨床思考の精度を高め続ける専門職としての倫理観は持ちつつも，なるべく短時間でエキスパートに近い臨床思考ができるようにしていく必要性を強く感じます．エキスパートの臨床思考を見える化した本書が，多くの学生や理学療法士にとって，少しでも早く日本国民の健康に貢献できる一助となることを心より願っています．

　最後になりますが，本書を完成させるにあたり幸運にも多くの方々のサポートに恵まれました．このような書籍を執筆させていただく機会を与えてくださいました看護リハビリ新潟保健医療専門学校の有馬慶美先生，執筆に不慣れでご迷惑をおかけしたにもかかわらず辛抱強くサポートしてくださった文光堂の奈須野剛弘様，各臨床思考モデルをご執筆いただいたエキスパートの先生方，教育について考える機会をいつも与えてくれる学生諸君に心から感謝申し上げます．

2022年3月

加藤研太郎

目　次

3. 内部障害

本書の特色

　認知心理学の熟達者研究において，該当する専門領域における固有の知識群と，その知識群を状況に応じて自由に変換して活用する能力が重要であることが明らかにされました．同時に，問題解決するためには知識をどう活用するのか，状況に応じてどのように変換するのかを考える思考力が求められます．『「自分が考えていること」を考える技術』，としてのメタ認知が必須となります．

　熟達者の臨床思考過程は，ゼロベースでの思考ではなく，「型」のようなものが存在するはずです．長年の経験により，疾患名や生活状況の情報をきっかけとして疾患軸もしくは生活軸の代表的な「型」が想起されます．それを主軸として情報を得るごとに個別性に応じて，専門領域の知識や知識群同士の結びつきを使える形に変換していきます．例えば筋の起始停止，神経・髄節・作用などの知識をひとまとまりで保有していて，股関節屈曲の動きに問題があれば作用別の主動作筋が，烏口突起部に圧痛があれば関係する起始停止が，腓骨神経麻痺であれば支配筋名が整理されるイメージです．そして一連の過程においてメタ認知を働かせながら自身の臨床思考過程を批判的に吟味し，必要に応じて修正を加えながら問題解決を行っています．

　学び方の方略を学習科学の視点でみた場合，「型」がない状況の中で，学習者自身で個別具体性の高い情報を処理するのはあまりにも認知的負荷が高く，適切に情報処理することが難しくなります．これに対して古典芸能の育成方法の「守破離」では，初めは師匠の「型」を獲得することから始まります．理学療法士に馴染みのある運動技能の獲得においても，初めにフォームを獲得することから行い，運動学習理論においてもまず教示が示されます．同じように臨床思考を学んでいくためにも，「型」が必要であると考えます．熟達者の「型」に沿った臨床思考を何度も繰り返し，「型」を獲得した後に個別性に対応できるよう，応用的な臨床思考へと進めることが臨床思考獲得の基本的な方略となります．注意しなければいけないこととして，対象者には当然のことながら個別性が存在し，「型」に従った画一的な理学療法だけやればいい，ということでは適切な問題解決を行うことはできません．

　本書は認知心理学の知見を基に構成し，臨床で遭遇することの多い疾患について，熟達者の長年の経験で培われた「型」を手本として提示しています．学習者はゼロベースで考えるのではなく，「型」として提示されている筋道に沿って思考を進めることで，早期に熟達者と同じ思考が獲得できるようになります．枝葉末節の詳細な情報は可能な限り削ぎ落とし，臨床で遭遇するパターンとして多いものに限定しています．代表的な「型」が獲得できた後には，個別性を十分考慮した臨床思考を展開できるよう精度を上げていくことが継続的に必要です．養成校の講義や臨床実習での活用，臨床現場でハンドブック的に活用されることを想定しています．そのため，ボリュームは極力抑えて携帯性に支障をきたさない，短時間でも視認性が高まるように見開きで確認できたり，短文でポイントが押さえたりできるように作成しています．

本書の構成

本書の基本的な構成を以下に示します．自身の学習段階に応じて該当する章をご活用ください．

▶ 第1章

　理学療法士の役割を再確認し，理学療法の対象とする生活の階層構造を明らかにしています．生活障害に関する代表的なパターンを解説していきます．ICF で用いられている概念を使用しながら，各要素がどのような関係性で支障をきたすことが多いのかを提示しています．生活障害に関する基本的な階層構造に関する「型」の獲得を目的としています．

▶ 第2章

　臨床思考の「型」を獲得するため，本書では「問題解決モデル」というものを用います．生活障害の構造的な関係性，各要素の目標と理学療法プラン，プランを実施するための制約条件を1つの概念図で表現します．問題解決モデルの基本的な構成やルールなどを解説しています．臨床思考の「型」として用いる問題解決モデルの基本的な構造や作り方の獲得を目的としています．

▶ 第3章

　ICF における各要素の階層構造の問題をどのように構成していくのか，目標設定はどのように行えばいいのか，理学療法プランやプランの制約条件をどのように設定するのか，基本的な方向性を示しています．目標設定については従来の長期・短期目標では十分に思考を展開しにくいため，新しい表現の仕方を提案しています．各要素の設定に関する「型」の獲得を目的としています．

▶ 第4章

　問題解決モデルを用いてどのように臨床思考を進めていくのか，症例を基に解説しています．問題解決モデルは3つのユニットで構成されており，ユニットごとに各要素をどのように考えていくのかを具体的に解説しています．実際の活用方法の流れを把握することを目的としています．

▶ 第5章

　臨床で遭遇することの多い骨関節障害，神経障害，内部障害に関する疾患の臨床思考を解説しています．疾患名からの代表的な臨床思考モデルの「型」を最初に提示しています．時期に特徴的な要素や必要な検査測定項目や治療項目，リスクなどを知識のまとまりとして把握できるように提示しています．事例を用いた具体例を集録し，典型モデルを軸として個別性も踏まえて臨床思考の展開の仕方を解説しています．疾患に応じたさまざまな臨床思考の「型」の獲得を目的としています．

本書の活用方法

　本書は代表的な疾患に関する臨床思考の「型」の獲得を目指しています．そのため，以下の要素が「型」として把握できるようになってほしいと考えています．

- 生活の基本的な階層構造
- 生活障害の基本的な階層構造
- 各ユニットにおける問題構造の捉え方
- 各ユニットの基本的な目標設定の仕方
- 各ユニットの理学療法プランと制約条件の基本的な設定の仕方
- 代表的な疾患における「型」としての臨床思考

養成校や独習において

　臨床実習に出る前には，クラスメイトとのやり取りを通じて，基本的な臨床思考の「型」を獲得するため，繰り返し臨床思考のステップを踏む経験を積んでください．問題解決モデルは情報を順番にプロットしていくと基本的な問題解決構造が完成できる仕組みとなっています．

　しかし，「型」だけの獲得だとステレオタイプの臨床思考，ややもするとベルトコンベア的な作業になる恐れがあるため，「型」を獲得した後には他の症例に「型」を用いることを試みてください．それができるようになってから，症例の個人因子や環境因子や各種情報を細かく設定した症例での臨床思考の展開へと進めてください．

　自身の作成した問題解決モデルをクラスメイト・教員・同僚・先輩などとやり取りし，自身の臨床思考を output することがメタ認知向上の近道です．臨床思考の精度高めるため，お手本としての「型」に沿って繰り返し行ってください．

臨床において

　携帯性や視認性にも配慮しているため，臨床場面ではハンドブック的に活用してください．情報量を可能な限り減らし，重要度の高いものに限定してページ数を抑えています．ちょっとした空き時間や休憩の際に確認することで，ポイントを押さえるようにしてください．各疾患の病態・制限の出やすい動き・情報収集項目・プラン・リスクなどの重要度の高い要素が端的にまとまっています．加えて典型的な臨床思考の「型」が記載されているので，方向性がズレないように軌道修正を行ってください．

加藤研太郎・有馬慶美

第1章

生活構造と生活障害の構造

1 理学療法士に求められていること

1 理学療法士の役割

　理学療法士にはどのような役割が求められているだろうか．たとえば，腰痛で受診して理学療法が処方された場面を想定してみよう．腰痛により日常生活がままならなくなっている状況において，対象者が徒手療法や物理療法を受けること自体にどのような意味があるだろうか．方法はどうであれ，対象者はできるだけ早く腰の痛みがなくなり，元の日常生活に戻ることを求めているのではないだろうか．

　理学療法を提供すること自体は，厳密には理学療法士の役割とはいえない．理学療法士に課された本来の使命は，理学療法を必要とする対象者が抱える日常生活上の問題を解決することにある．対象者が望んでいるのは，漫然とした理学療法を受けることではなく，困っていることからの解放だからである（図1）．また，理学療法はリハビリテーションの一分野であり，理念としては「障害」を扱う．加えて「理学療法士及び作業療法士法」[1]において「身体に障害のある者に対し，主としてその基本的動作能力の回復を図るため，治療体操その他の運動を行なわせ，及び電気刺激，マッサージ，温熱その他の物理的手段を加えることをいう」と定義されている．つまり対象者の基本動作に関する障害の問題解決（「できない状態」を「できる状態」に変換する）（図2）を図ることで，日常生活を再構築することが理学療法士には求められている．

　これらのことから理学療法士は，対象者の立場に立ったとき，理学療法の提供ということ自体に存在意義を見出すべきではなく，具体的に問題が解決された帰結に，自己の真の存在意義を見出すべきである．

2 思考能力を高める必要性

　患者が抱える問題の解決を図るうえで理学療法士に求められる能力は2つある（図3）．1つ目は，対象者が抱える問題を分析・特定する能力である．2つ目は，問題解決の障壁となっている要因を確実に取り除く手段を実践する能力である．いずれの能力も発揮するために「思考力」が必須となる．なぜならば，いずれの能力も基礎医学・臨床医学・理学療法の専門知識を基にしているからである．理学療法で解決すべき問題（基本動作における障害）が何かを適切に特定する際に，問題の捉え方を間違ってしまえば，たとえ理学療法技術が適切であったとしても対象者の問題解決には至らない．また理学療法を提供する際に，目標設定や治療計画に無理や矛盾があったとしても問題解決には至らない．つまり，

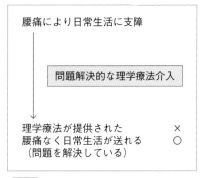

図 1　理学療法士の役割

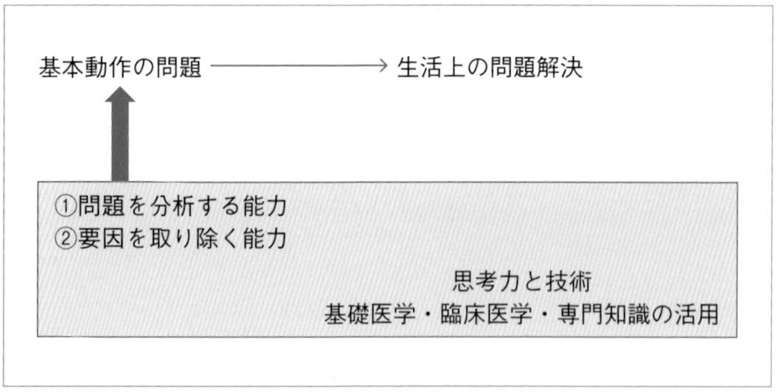

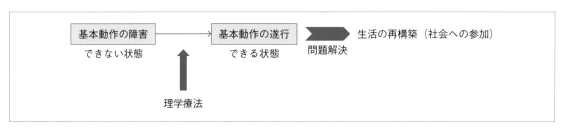

図 3　問題解決をするために必要な能力

図 2　理学療法の問題解決

　基礎医学・臨床医学・理学療法の専門知識の知識量を増やすことも必要だが,「考えるガイド」としてこれらの知識をどのように活用していくかの「考える技術」が同時に重要となってくる.

　そうであるならば, 知識を活用するための「考える技術」も同時に向上させていくことが求められる. 思考力とは認知面における技術であるため, 検査・測定や治療の技術と同様に練習を積まなければ上達していかない. お手本を基にした練習が必要となる.

③ 思考モデルを活用する意義

　一般的に初学者は問題解決過程の中でも特に問題表象[2]が苦手とされる. 問題表象とは, 問題解決の過程をどう定義づけていくかの "問題解決の構造的理解" である. したがって初学者には, 問題解決の構造的理解への支援が必要となる. このことは理学療法領域においても同様であろう. そこで本書では, "問題解決の構造的理解" を助けるための思考モデルを初学者に提供する.

　思考力が十分に習得されていない初学者においては, 考えるための枠組み (フレーム) が何もない状態で, 問題解決の構造的理解を行うことは非常に困難である. これに対して, 古典芸能では育成方法として, 守破離[3]が用いられている. そこではまず典型的な「型」を獲得することが示されている. 臨床現場で導入されている OJT (on the job training)[4]で

も，まずは手本を観察することから始まる．近年，メタ認知に関する研究が盛んに進んでいる．その育成法であるメタ認知的支援[5]においても，熟達者からの支援の必要性が示されている．このことから思考においても「考えるための手本」の存在が重要となる．

　手本の提供方法として，人間の情報処理は視覚の優位性が脳科学の研究[6]より報告されている．そのため，思考モデルは文章ではなく，視覚的に情報処理しやすい形式で「見える化」すべきである．このことは概念地図法[7]などがさまざまに活用されていることからもその有効性がうかがえる．本書では，問題解決に関する先駆的な研究を行ってきた認知心理学の知見を応用した，問題解決モデル（第2章以降で詳述）を問題解決の構造的理解をサポートする「思考の手本」として提供する．

　理学療法における思考は，ややもするとアートの部分が強調され，経験を積まないとわからないからとブラックボックスとして扱われかねない．しかし可視化された思考モデルが提供されることで，初学者は熟達者の思考を「考えるためのお手本」として把握しやすくなる．また，本モデルを初学者が熟達者に示すことで，つまずいている箇所が把握しやすく，指導も円滑になることが期待できる．

2　理学療法が対象とする生活とは

1　生活の階層構造

　理学療法の対象者が抱える問題とは，排泄困難や歩行困難などといった「自立生活」にかかわる問題である．したがって理学療法士は"人の自立生活のつくり"，つまり，生活の構造について熟知していなければならない．理学療法で改善させる基本動作は，これだけでは意味をなさない．人の生活とひも付いている要素である．そのため，理学療法士は人の生活に関する階層的理解（図4）[8]が必要となる．

　人の生活，つまり生きて活動するということの必須要素には，生命維持のために，①食べる，②食べたものを排泄する．他者との文化的な社会生活を送るうえで必要な，③日々排出される代謝産物から身体の清潔を保持するための入浴，④清潔な服に着替える，⑤整容行為　の5つが存在する．これらは身辺動作（basic ADL・狭義の ADL）といわれる．この中の1つでも自立していない要素がある場合には，人は他人の助け，つまり介護を必要とする．したがって「自立生活」とは，5つの身辺動作が自立している状態を指す．一方，個々人の役割や志向で行われる IADL もある．これも「自立生活」には不可欠なものであり，その人のアイデンティティやその人らしさにも影響を与える重要な要素である．

　身辺動作の自立性は，さまざまな基本動作により担保されている．たとえば排泄行為をその行為のはじまりから完了までの過程でみると，寝た状態から寝返りし，起き上がり，座位をとり，立ち上がり，立位をとり，歩いてトイレまで行き，立位でズボンを下ろし，便器へ座り，用を足し後始末をする．その後，便器から立ち上がり歩いて居室へ戻る．一連の過程の中はいわゆる基本動作で構成されている．一方，ズボンの上げ下ろしや後始末・手洗いなどには上肢の活動が不可欠である．そのような意味から上肢にも基本動作が存在する．たとえば，手を伸ばすこと（リーチ）や握ること（グリップ），そして放すこと

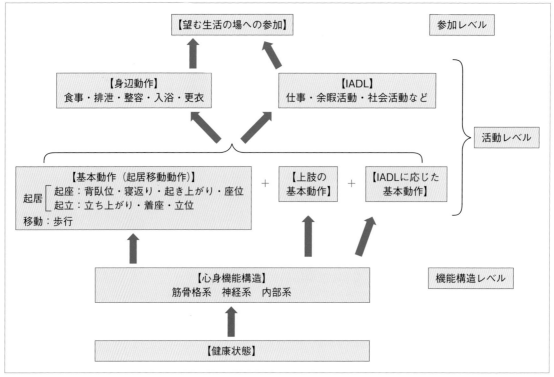

図4　生活の階層構造
（文献 8 より改変）

（リリース）などである．このように，身辺動作は 8 つの起居移動動作と上肢の基本動作によって担保されている．また，IADL は，それぞれの IADL に対応する基本動作により担保されており，その行為ごとに構成要素が異なるため，それを簡潔に整理することは困難である．たとえば，野球を例にとると，その基本動作は走行，ジャンプ，捕球，打撃となるかもしれない．対象となる IADL により要求される基本動作は異なる．

　基本動作は健全な心身の機能と構造により担保される．たとえば起立動作では，身体重心を前・上方へ移動させるために，まず股関節は屈曲しなければならない．この際，股関節の屈曲方向の可動性と屈曲角度を調節するための大殿筋の遠心性収縮が要求される．加えて動作を遂行するための運動耐容能が必要となる．このように，基本動作は健全な ①筋骨格系，②神経系，そして呼吸・循環などの ③内部系 の「機能と構造」により担保される．そしてさらに，健全な心身機能と身体構造は健康によって担保される．

　一方，身辺動作や IADL は，社会的な活動の場への参加を担保している．たとえば，排泄が自立していなければ，そこに介護を要し，家庭環境によってはその家庭への参加が制約され，家庭復帰が困難となる．このように参加は身辺動作や IADL により担保されている．

　つまり生活の構造は，ICF に対応させて考えると，参加レベルの要素は活動レベルに，活動レベルの要素は機能・構造レベルに，機能・構造レベルの要素は健康状態によって担保される階層構造となっている．

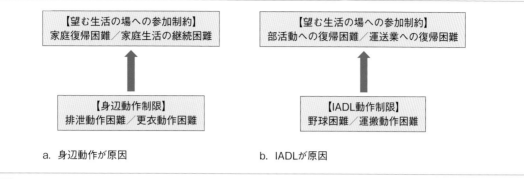

図5 参加レベルの生活障害のパターン

2 生活障害の構造

　前述のように生活とは階層構造になっていることから，どこか1か所でも不具合が生じると生活全体に影響が及ぶことを理解すべきである．理学療法の対象者にはさまざまなパターンでの生活障害が存在するので，階層別に代表的なものを提示していく．

2-1. 参加レベル

　身辺動作制限が参加を制約している，もしくはIADL制限が参加を制約しているパターンのいずれかが想定される（**図5**）．両者が同時に影響を与えていることもあるが，より影響の強い要素を考慮し，いずれかのパターンで構造の把握を進めるべきである．

2-2. 活動レベル

　このレベルにおいては身辺動作制限とIADL動作制限がある．身辺動作制限（**図6**）には，基本動作制限・上肢の基本動作制限・両者の組み合わせにより制限されるパターンが想定される．

　IADL動作制限（**図7**）には，基本動作制限・上肢の基本動作制限・IADLに応じた基本動作制限，および各要素のさまざまな組み合わせにより制限されるパターンが想定される．加えて，身辺動作制限の原因がさらに下位の身辺動作制限，基本動作制限の原因がさらに下位の基本動作制限であるということもある．

2-3. 機能・構造レベル

　このレベルにおいては基本動作制限・上肢の基本動作制限，IADLに応じた基本動作制限に対応した心身機能障害や身体構造障害が複数に影響を与えるパターンが多い（**図8a**）．また，機能・構造のレベルにおいても階層性が存在していることがある（**図8b〜d**）．その階層性とは，①心身機能障害の原因が心身機能障害にある，②心身機能障害の原因が身体構造障害にある，③心身構造障害の原因が心身機能障害にある，である．これらの要素がどのように関連して各基本動作に影響を与えているかを把握することが重要となる．

　生活障害を捉えるためには，各レベルでどのような構造になっているかを把握し，それらを結合させていくことで生活障害を階層的な構造として理解していく．

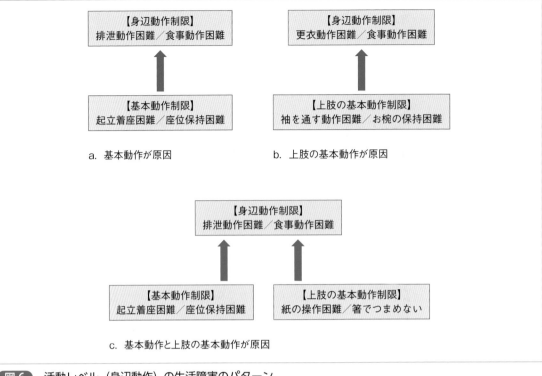

図6　活動レベル（身辺動作）の生活障害のパターン

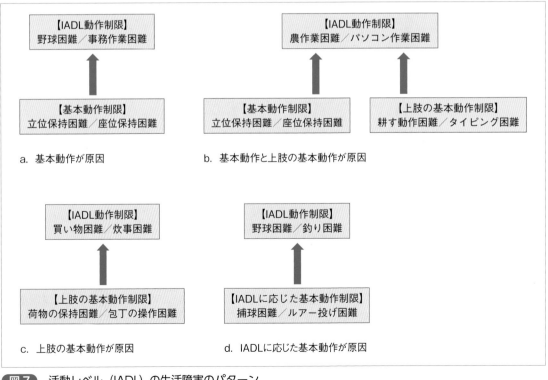

図7　活動レベル（IADL）の生活障害のパターン

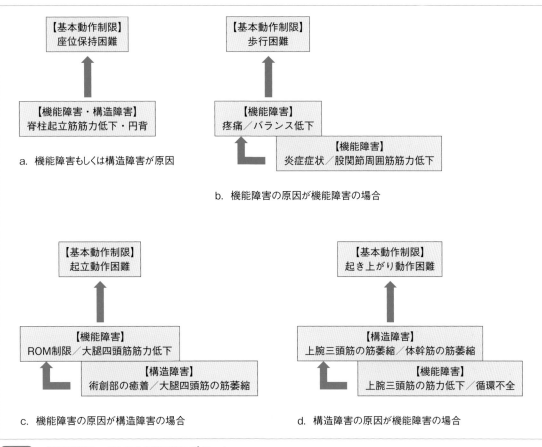

a. 機能障害もしくは構造障害が原因

b. 機能障害の原因が機能障害の場合

c. 機能障害の原因が構造障害の場合

d. 構造障害の原因が機能障害の場合

図8 機能構造レベルの生活障害のパターン

 文献

1）理学療法士及び作業療法士法（昭和四十年六月二十九日法律第百三十七号）第二条1，厚生労働省，https://www.mhlw.go.jp/web/t_doc?dataId=80038000&dataType=0&pageNo=1（2021年5月3日閲覧）
2）鈴木宏昭：教科学習における問題解決と転移．認知過程研究，新訂，稲垣佳世子ほか編，放送大学教育振興会，東京，84-89，2007
3）原みなみ：「守破離」からみるバレエ・ダンサーの成長．人間文化創成科学論叢 21：105-113，2018
4）工門真人ほか：OJTを指導するために必要なコミュニケーション能力・知識・経験が指導方法に与える影響―自動車メーカーの設備保全職場を対象とした事例―．日本教育工学会論文誌 41（Suppl.）：1-4，2017
5）山岡武邦ほか：理科授業におけるメタ認知的支援の有効性に関する研究―高等学校物理基礎「作用・反作用の法則」に焦点化して―．理科教育学研究 61：349-359，2020
6）Oakley BA, et al：What we learned from creating one of the world's most popular MOOCs. NPJ Sci Learn 7：1-7, 2019
7）比護一幸：中学校理科学習における概念地図の型と学力の相関．教育実践研究 23：145-150，2013
8）有馬慶美：2章 理学療法診断のための問題解決モデル．理学療法臨床診断学への志向，文光堂，東京，12-29，2010

（加藤研太郎・有馬慶美）

第2章

障害構造を把握する方法

1　問題解決の構造的理解

1　問題とは

　理学療法における問題とは理学療法（運動療法，物理療法，義肢装具療法そして環境整備を含めた ADL アプローチ）を用いて解決可能な問題である．たとえば，下肢骨折症例において歩けなくて困っているという場合の問題とは，「歩けない」という初期状態を「歩ける」という目標状態へと変換できない状況にある場合を指す（図1）[1]．

2　問題解決とは

　理学療法における問題解決とは，対象者の生活障害に関する問題解決を図ることである．前述の下肢骨折例を例にとると，「歩けない」という初期状態を「T-cane を用いて歩ける」という目標状態に到達させることである（図2）．そこには疾患の予後や身体機能，個人・環境因子などのさまざまな要因を考慮し，変換可能な目標状態を設定するため，既有知識や思考能力が要求されることになる．

3　問題解決の過程

　理学療法における問題解決は次の過程で行われる．まずは対象者の初期状態と目標状態，そしてそれらのギャップを生み出している原因（ブロック）を定義づけることで"問題の構造的理解"をする．そして問題の全体像が理解されれば，次に初期状態と目標状態との間のギャップを解消するための"解決手段の選択と計画"を行う．ここで具体的な理学療法プランが立案される．その後，設定した計画に沿って治療が"実行"される．実行した後には，初期状態を目標状態に変換できたか否かの"帰結の評価"が行われる．

4　問題解決の構造

　理学療法における問題解決の構造を考えてみると，理学療法士はまず歩行の状態を観察し，歩行困難の原因を検査し確認する．その結果，歩行困難な原因が中殿筋の筋力低下にある場合には筋力増強運動を介入プランとして選択し，骨癒合が不十分であれば再骨折をリスクとして考慮し，筋力増強運動の負荷量や方法を決定する．そして歩行困難の原因である筋力低下という阻害因子を取り除き，歩行可能という目標状態に近づける．

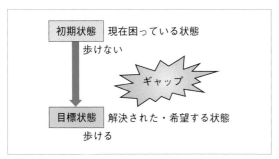

図1 理学療法における問題とは？
（文献1より改変）

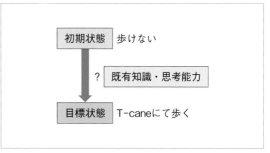

図2 理学療法における問題解決とは？

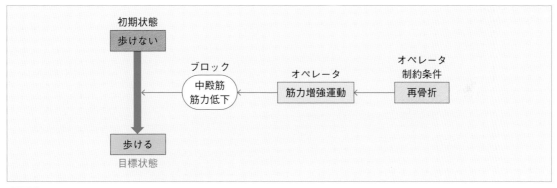

図3 理学療法における問題解決構造
（文献1より改変）

　このことから理学療法における問題解決の構造は，中殿筋の筋力低下が原因で歩行が困難な場合，歩行が自立していない状態が「①初期状態」であり，歩行が自立することが「②目標状態」である．そして目標状態への到達を阻んでいる原因である中殿筋の筋力低下が「③ブロック」である．筋力低下を解決する手段である筋力増強運動が「④オペレータ（介入プラン）」であり，再骨折リスクを予測して筋力増強運動の種類を選択することが「⑤オペレータ制約条件（制約条件・リスク）」となる．このように5つの概念を構造化することにより，理学療法における問題解決の構造をモデル化することができる（図3）[1]．

2　問題解決モデルの基本構造

1　問題解決モデルの概観

　理学療法における問題解決の構造は，①初期状態，②目標状態，③ブロック，④オペレータ，⑤オペレータ制約条件 の要素から構成される．これを最小単位の「問題解決ユニット」とする．理学療法に当てはめると初期状態はそのまま「①初期状態」，その初期状態が解決された状態である目標状態は「②理学療法の目標」，そして目標への到達を妨げるブロックは「③理学療法の標的（課題）」，その標的を取り除くためのオペレータは「④理学

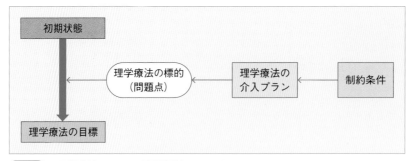

図4　理学療法における問題解決ユニット

（文献2より）

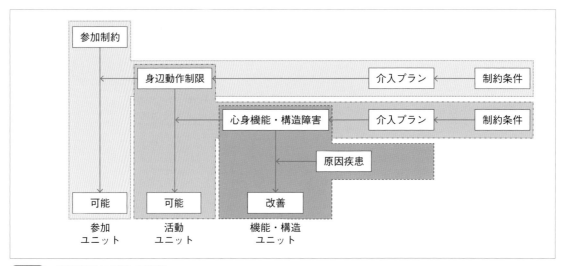

図5　問題解決モデルの概観

（文献2より改変）

療法の介入プラン」，このオペレータに対する条件付けや制約は「⑤制約条件（リスク含む）」と定義する（図4）[2].

　問題解決モデルの基本構造（図5）[2]は問題解決ユニットが，ICFでいう参加から心身機能・構造障害までが因果関係で連鎖した構造となっている．参加制約を初期状態にすると，その参加を直接ブロックする因子は活動制限である．参加制約の原因は活動制限であるため，参加ユニットの下位項目として活動ユニットが連鎖する．次に活動制限を初期状態とした場合のブロックは心身機能・構造障害である．活動制限の原因は心身機能・構造障害であるため，活動ユニットの下位項目として機能・構造ユニットが連鎖する．心身機能・構造障害を初期状態とした場合のブロックは心身機能・構造障害もしくは原因疾患である．心身機能・構造障害の原因は心身機能・構造障害もしくは原因疾患であるため，機能・構造ユニットの下位項目として機能・構造ユニットもしくは原因疾患が連鎖する．

　このように各ユニットでの問題解決を図りながら，ブロックを次のユニットの初期状態に置き換えることにより，それぞれのユニットは連鎖している．そのため各ユニット間は障害発生の因果関係で構造化されている．加えて各ユニットにはICFにおける個人・環境因子を加えているため，全人間的な問題解決の構造を把握することが可能となる．

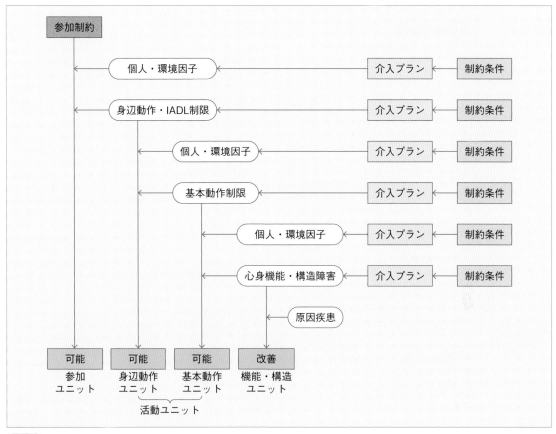

図6 問題解決ユニット全体の概観
（文献2より改変）

2 問題解決ユニット

　ここでは各ユニットの詳細をみていく．各ユニットの問題解決を図るうえで，理学療法の対象者が抱える問題においては，介護者や住環境などの環境因子，職業や社会的役割などの個人因子が，その問題解決に大きな影響を与える．個人・環境因子は参加・活動制限や機能・構造障害の原因になることから，参加ユニット，身辺動作・IADLユニットならびに基本動作ユニット，機能・構造ユニットのブロックとして配置する．個人・環境因子的問題をブロックとした場合，それに対する介入プランは福祉機器の導入などの生活環境支援的なアプローチとなる（図6）[2]．

2-1. 参加ユニットの構造

　現状の参加制約を①初期状態として，それが解決された状態を参加レベルの②理学療法の目標として設定する．そして，その目標への到達を阻んでいる③ブロックを身辺動作あるいはIADL制限と個人・環境因子に求め，その原因である身辺動作・IADL制限を改善するADLアプローチと生活環境支援的なアプローチを④介入プランとし，その介入プランを規定する⑤制約条件を設定する．これが参加ユニットである（図7a）[3]．

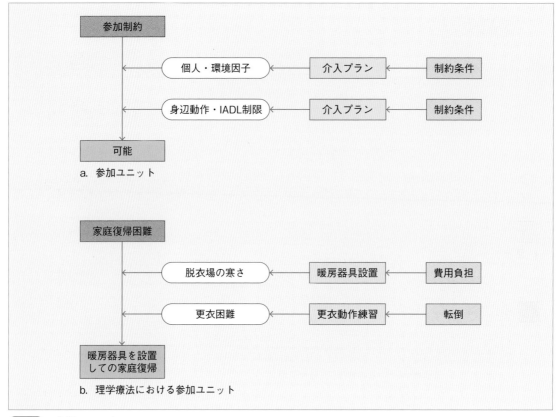

図7　参加ユニット
（a：文献3より）

　たとえば，家庭生活に戻れなくて困っている症例の場合，家庭復帰困難が①初期状態となり，家庭復帰が②目標である．家庭に復帰できない直接の原因が更衣困難と脱衣場の寒さであれば，それが目標到達のブロックとしての③標的であり，それに対しての更衣動作練習と暖房器具の設置が④介入プランであり，その際，転倒などのリスクや設置費用の負担が予測されれば，それが⑤制約条件となる（図7b）．

2-2.　活動ユニットの構造

　身辺動作あるいはIADL制限を①初期状態とし，それが解決された状態を身辺動作・IADLレベルの②目標として設定する．そしてその目標への到達を阻んでいる③ブロックを基本動作制限と個人・環境因子に求め，その原因である基本動作制限を改善するADLアプローチと生活環境支援的なアプローチを④介入プランとし，その介入プランを規定する⑤制約条件を設定する．これが身辺動作・IADLユニットである（図8a）[3]．IADL制限の原因がほかのIADL制限にある場合も少なくない．たとえば，職場でのデスクワークが困難な場合，移動や座位保持などの基本動作制限，あるいは書字やキーパンチなどのIADL制限がそのブロックとなり得る．

　次いで基本動作制限を①初期状態とし，それが解決された状態を基本動作レベルの②目標として設定する．そしてその目標への到達を阻んでいる③ブロックを心身機能・構造と

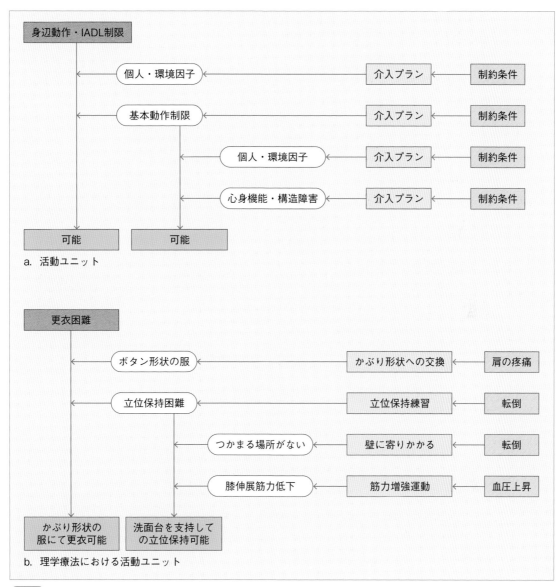

a. 活動ユニット

b. 理学療法における活動ユニット

図8 活動ユニット
（a：文献3より改変）

個人・環境因子に求め，その原因である心身機能・構造障害を改善する運動療法や物理療法や義肢装具療法と生活環境支援的なアプローチを④介入プランとし，その介入プランを規定する⑤制約条件を設定する．これが基本動作ユニットである．活動ユニットにおいては，第1章で解説したように身辺動作制限のブロックがさらに下位の身辺動作制限となったり，基本動作障害のブロックが基本動作制限となったりするような例がある．たとえば入浴動作は，居室と浴室間の移動，脱衣所での更衣，浴室内の移動，浴槽への出入り，洗体で構成される．したがって，入浴動作が障害された場合，移動などの基本動作障害と，更衣や洗体などの身辺動作制限がそのブロックとなり得る．基本動作ユニットのブロックが基本動作にある場合もある．たとえば，移乗動作は，座位保持，起立，方向転換，着座

で構成される．したがって，移乗動作が障害された場合，座位保持から着座までのいずれかの動作の制限がそのブロックとなり得る．

　たとえば，更衣困難を①初期状態とした場合，更衣可能な状態が②目標である．更衣困難の直接の原因が立位困難と服がボタン形状であれば，それが目標到達のブロックとしての③標的であり，それに対しての立位保持練習とかぶり形状の服への交換が④介入プランであり，その際，バランス不良による転倒や肩の疼痛があれば，それが⑤制約条件となる．次に立位保持困難を初期状態とした場合，立位保持可能な状態が②目標である．立位困難の直接の原因が膝伸展筋力低下とつかまる箇所がないのであれば，それが目標到達のブロックとしての③標的であり，それに対しての筋力増強運動と壁に寄り掛かるとするのが④介入プランであり，その際，心疾患などの合併症による血圧上昇やバランスを崩すことによる転倒が予測されれば⑤制約条件となる（図 8b）．

2-3.　機能・構造ユニット

　機能・構造障害を①初期状態とし，それが解決された状態を心身機能・構造障害レベルの②目標として設定する．そしてその目標への到達を阻んでいる③ブロックを心身機能・構造と個人・環境因子に求め，その原因である心身機能・構造障害を改善する運動療法や物理療法や義肢装具療法と生活環境支援的なアプローチを④介入プランとし，その介入プランを規定する⑤制約条件を設定する（図 9a）[3]．これが機能・構造ユニットである．このユニットにおいては，ある心身機能障害の改善を阻む下位因子としての心身機能障害が存在する場合が多いため，その場合は下位因子としての心身機能・構造障害が上位の機能・構造ユニットと連鎖する必要がある．心身機能・構造障害同士の因果関係には 3 つのパターン（図 10）[3]があり，まず 1 つ目のパターンが心身機能障害の原因が心身機能障害にある．2 つ目のパターンは心身機能障害の原因が身体構造障害にある．3 つ目のパターンは身体構造障害の原因が心身機能障害にある．

　たとえば，膝伸展筋力低下を①初期状態とした場合，膝伸展筋力が改善した状態が②目標である．膝伸展筋力低下の直接の原因が筋萎縮と疼痛，筋力発揮による疼痛出現の恐怖心（個人因子）があれば，それが目標到達のブロックとしての③標的となる．さらに疾患に起因する炎症が疼痛の下位の原因であったり，ギプス固定などにより筋萎縮が生じていたりと下位の問題に連鎖させていく．これらのブロックに対しての筋力増強運動とアイシングや筋力発揮を徐々に行うことが④介入プランであり，その際，再骨折や凍傷や疼痛増悪が予測されれば，それが⑤制約条件となる（図 9b）．

　以上のように参加ユニットから下位のユニットに順次連鎖させていくことで，対象者の抱えている生活障害を，全体として構造的に把握することができるようになる（図 11）．また，参加ユニットから順に下位のユニットへと思考を進めることで，対象者の抱える問題を整理していくことが可能となる．

3　対象疾患と病期

　理学療法の対象は生活機能の障害があるので，生活障害を構造的に捉えるこのモデルは

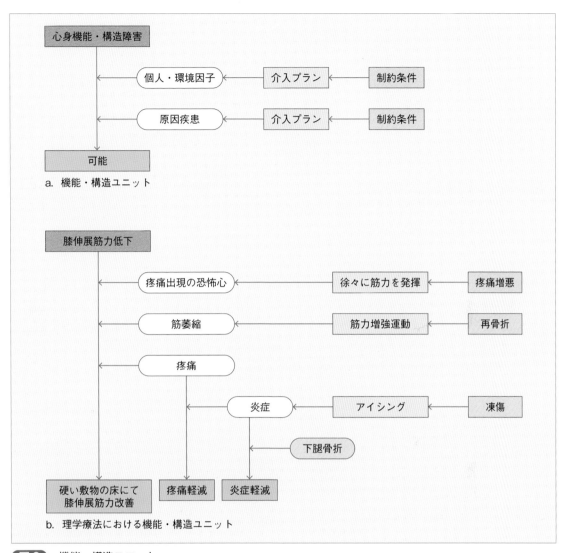

図9 機能・構造ユニット
(a：文献3より改変)

　理学療法の全ての対象疾患に適用することができる.

　各疾患の急性期の時点では回復程度の予測がつきにくいため，参加や活動レベルのユニットについて将来を見越した理解は困難かもしれない．その場合は暫定的にそのユニットの目標，標的，介入プランさらには制約条件を決めるか，「？　（クエスチョンマーク）」のままにしておく.

　次に，回復期においては，心身機能・構造障害の回復の促進とADLの獲得が主たる理学療法の目的となる．したがって，活動レベルのユニットに重心をおき問題解決構造を理解する.

　生活期においては，実生活への適応とその生活水準の維持が主たる理学療法の目的となるため，参加ユニットから機能・構造ユニットにわたる問題解決構造の包括的理解が要求される．しかしながら，心身機能・構造の完全な回復は見込めない場合が多いため，参加

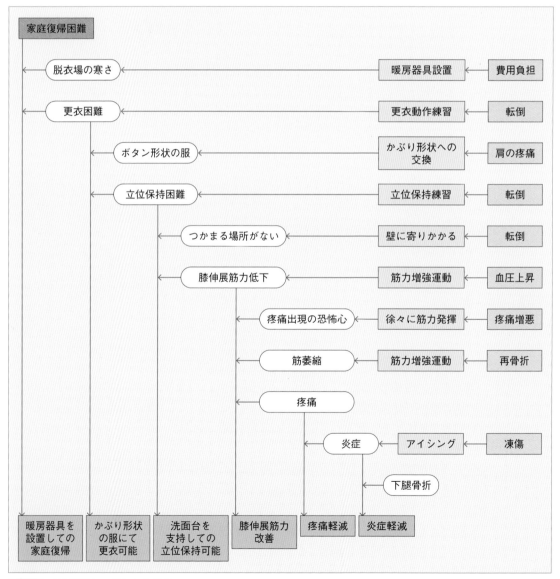

図10 機能・構造障害同士の因果関係
パターン1：疼痛により筋力低下が発生している場合
パターン2：筋萎縮により筋力低下が発生している場合
パターン3：筋力低下によって不活動になり筋萎縮が発生している場合
（文献3より）

図11 問題解決モデルの全体像

や活動レベルでの環境へのアプローチや代償動作（適応動作）の獲得が問題解決にとって有効かもしれない.

　各疾患には起こりやすい心身機能・構造障害や制限されやすい活動が存在する. また, 病期に応じた典型的なパターンが存在する. 5章に典型的なパターンを示すので, 統合解釈をするうえでの足がかりとして活用してほしい.

4　具体的な記載上のルール

- ●ユニットの初期状態, 標的/下位ユニットの初期状態, 個人・環境因子はICFの内容に準じる.
- ●思考過程を明確にすることが重要で, モデルを複雑化することが目的ではない.
- ●不確実な箇所は「？」をつけておく.
- ●問題解決ユニットに個人・環境因子が含まれる場合は, その要素を含めた目標を設定する.
- ●下位に該当部分の原因を階層的に連鎖させていく.
- ●制約条件が特にない場合は記載は不要である.
- ●各ユニットの個人・環境因子は特になければ記載は不要である.

文 献

1) 有馬慶美：1章 問題解決の思考モデルと理学療法診断. 理学療法臨床診断学への志向, 文光堂, 東京, 1-11, 2010
2) 有馬慶美：2章 理学療法診断のための問題解決モデル. 理学療法臨床診断学への志向, 文光堂, 東京, 12-29, 2010
3) 有馬慶美：3章 問題解決モデルを用いた理学療法診断. 理学療法臨床診断学への志向, 文光堂, 東京, 30-62, 2010

（加藤研太郎・有馬慶美）

第3章

解決すべき課題の目標と介入方法を立案する方法

1 問題の定義づけ

　　問題解決モデルにおける問題とは，理学療法の介入により解決可能な生活障害に関する
ものである．問題解決モデルの構造より，各ユニットにおける初期状態およびブロックの
部分（個人・環境因子含め）が理学療法の標的（課題）となる（図1)[1]．理学療法で解決
すべき問題は，"問題点""標的""課題"などさまざまな名称で呼ばれている．収集した
データの中で正常値や基準値から逸脱しているものはすべて"問題点"となる．その問題
点の中で対象者の問題解決を図るために理学療法の介入を必要としているものを"標的[2]"
と定義する．たとえば，大腿四頭筋が徒手筋力テストで3であった場合，正常から逸脱し
ており筋力低下という立派な問題点である．しかし，それがADLを制限していない場合，
理学療法が介入する必要はなく，理学療法の標的とはならない．理学療法の使命を鑑みた
場合，解決すべき生活障害の問題は"理学療法の標的"あるいは"理学療法の課題"と表
現すべきである．本書では"理学療法の標的（課題）"と表現していく．

　　問題解決モデルはWHOが提示しているICFの概念を用いている．そのため，各ユニッ
トの要素はICFで用いられている用語にて表現する．ICFの各要素に含まれる項目や表現
方法については成書を参照されたい．

1 参加ユニットにおける問題

　　参加ユニットにおいて扱う問題（図2)[3]は，主に家庭や社会とのかかわりや個人の担っ
ている役割である．それらは家庭への参加と家庭外への参加に大別できる．参加の初期状
態の問題を考えるうえで，Maslowの欲求階層説[4]の概念が非常に有用である．また，問題
構造を考える時期や生活空間の場も考慮すべき重要な要素となる．

　　入院もしくは入所中であれば，主に家庭復帰を想定してリハビリテーションを展開して
いく．その際に，現在の生活空間である院内や施設内での生活に関する問題解決が優先さ
れるべきである．たとえば下腿骨折（免荷中）により入院中の症例の場合，優先順位が高
い介入は，自宅復帰後の生活を想定した介入よりも，松葉杖を用いたADL向上や院内の
生活範囲を拡大させることにある．院内での生活に関する問題が解決したのちに，退院後
の生活や職業に関する問題の優先順位が高くなる．外来通院中や訪問リハビリテーション
の場であれば，家庭生活継続に関する問題や社会活動に関する問題が中心となる．

　　参加制約のブロックとしては，身辺動作・IADL制限の問題が関与してくる．家庭への
参加制約の場合は身辺動作制限の問題が，家庭外への参加制約の場合はIADL制限の問題
がブロックとなることが多い．同時に個人因子・環境因子，特に環境因子がブロックとし

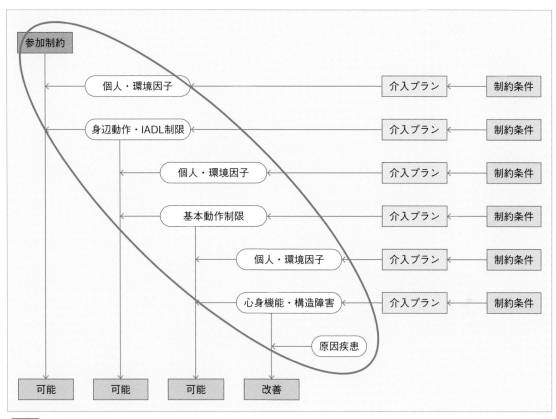

図1 問題解決モデルにおける標的
（文献1より改変）

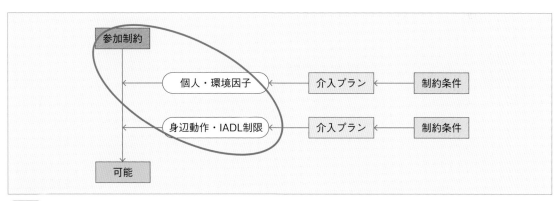

図2 参加ユニットにおける標的
（文献3より改変）

　て参加制約に影響を与えている．初期状態が家庭参加の制約である場合，そのブロックは介護力（マンパワー）不足であることが多い．家庭外参加の制約である場合，そのブロックは就労（あるいは就学）環境の問題であることが多い．

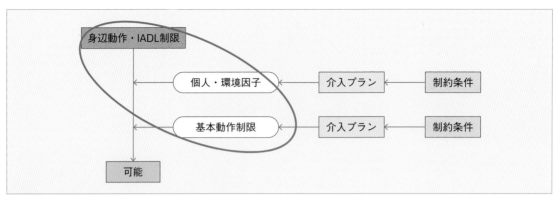

図3　身辺動作・IADL ユニットにおける標的
（文献3より改変）

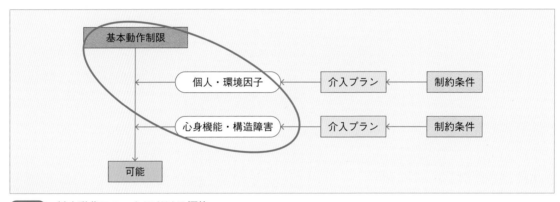

図4　基本動作ユニットにおける標的
（文献3より改変）

❷　活動ユニットにおける問題

　活動ユニットにおいて扱う問題は，あらゆる社会生活に参加するうえで必要な行為である．身辺動作だけでなく，家事・職業・余暇活動などの IADL の問題や基本動作も含めて広く扱う．活動に関しては，身辺動作・IADL 制限と基本動作制限の階層性が存在している（第1章参照）．身辺動作・IADL ユニットは参加ユニットのブロックとしての身辺動作および IADL 制限を初期状態として，ブロックを基本動作制限に求める（図3）[3]．基本動作ユニットは，身辺動作・IADL ユニットのブロックとしての基本動作制限を初期状態として，ブロックを心身機能・構造障害に求める（図4）[3]．同時にいずれのユニットにも個人・環境因子がブロックとして活動制限に影響を与えている．

　身辺動作・IADL ユニットおよび基本動作ユニットのブロックを検討するうえで，身辺動作・IADL 制限のブロックが身辺動作・IADL 制限，基本動作制限のブロックが基本動作制限となることもあり，該当の行為がどのような行為や動作で構成されているかを十分吟味する必要がある．

　基本動作ユニットのブロックを考えるうえで，症候障害学の考え方（図5）[5]，特に症候学的な視点が重要となる．なぜできないのかの原因を究明するために，動作の遂行に影響

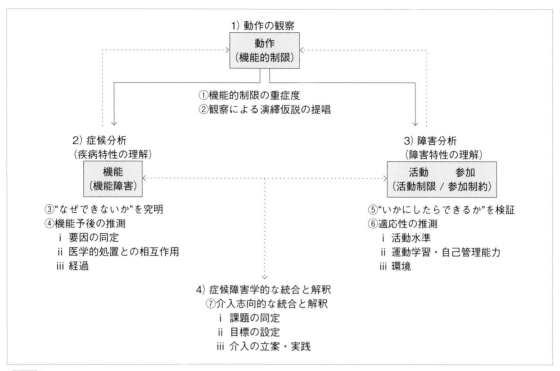

図5 症候障害学的な動作の捉え方
（文献5より）

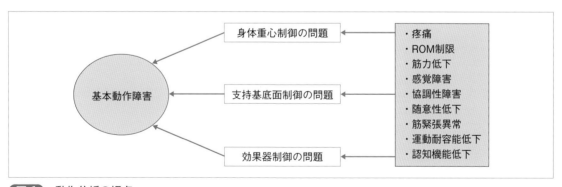

図6 動作分析の視点
（文献3より）

を与える因子[4]を考えていく．基本動作ユニットのブロックを症候分析的に捉えるためには動作分析の能力が必要となる．動作分析の視点（図6）[3]は，当該動作に必要な，①身体重心移動の制御，②支持基底面の制御，③上肢を含めた効果器の制御である．そのうえでそれらを可能としている，①関節運動，②関節運動を起こす筋活動（反射・反応を含む）を同定する．そして動作困難な原因を心身機能・構造障害や個人・環境因子に求めていく．動作遂行に必要な生体機構（図7）[6]は大きく①発現（運動器が関与），②制御（神経系が関与），③維持（心肺・代謝系が関与）で捉えるとよい．この過程における解剖学・生理学・運動学の知識や，疾患名から想起される一般的な病態運動像などを活用することが

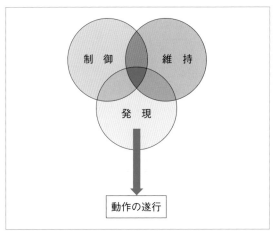

図7　動作遂行に必要な生体機構
（文献 6 より改変）

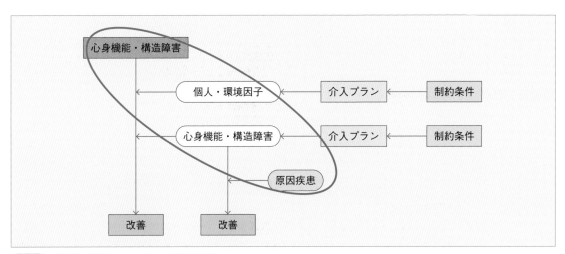

図8　機能・構造ユニットにおける標的
（文献 3 より改変）

重要である．

③　機能・構造ユニットにおける問題

　　機能・構造ユニットにおいて扱う問題は，生命維持や身体活動を保障するあらゆる心身機能や身体構造である．機能・構造ユニットは基本動作ユニットのブロックとしての心身機能・構造障害を初期状態として，ブロックを心身機能・構造障害や健康に求める（図 8)[3]．同時に個人・環境因子がブロックとして心身機能・構造障害に影響を与えている．生じやすいパターンは第 1 章を参照しながら，各要素の因果関係を明らかにしていく．疾患から一般的なパターンも存在することから，疾患の病態運動学的な知識を活用しながら問題を構造的に整理していくとよい．

2 目標の設定

　基本的に目標設定を行う際は，対象者の抱える問題ごとに目標到達までの過程と期間を説明し，話し合ったうえで両者の合意のもとに行う必要がある．参加レベルに関する目標は，主婦業や職業への復帰や地域での活動や趣味活動への復帰などが，活動レベルでは参加に必要となる生活行為や基本動作の自立などになる．対象者にも実感を伴う理解が得やすく，達成状況が把握しやすい．機能・構造レベルの目標は，総合的な判断を行わなければならず，長期間にわたることが多い．心身機能構造の問題は疾患に起因することが多く，完治の可否や進行性の経過の有無などにより変わる．対象者の年齢や性別，習慣や意欲などの個人因子，介入プランの内容などによっても影響を受ける．加えて理学療法士の技術によっても影響を受ける．これらの要素を加味したうえで，改善・軽減もしくは維持の判断が必要となる．

　理学療法の一般的な目標設定は，機能・構造レベルを短期目標，参加や活動レベルを長期目標とすることが多い．歩行困難な原因を ROM 制限に求めた場合，長期目標が歩行自立，短期目標が ROM 改善と設定される．その場合，ROM の改善に伴って歩行が自立に近づくはずである．そして ROM が改善した時点で長期目標である歩行自立が達成することになる．また，基本的に参加制約の問題は身辺動作・IADL 制限の代償が用いられる．活動制限の問題は基本動作制限の代償で行われる．いずれも代償動作の習得に多くの時間は要しない．しかし，基本動作の問題は心身機能・構造障害の改善が必要となり，改善までに時間を要することが多い．加えて，ROM が改善しなければ歩行自立は達成しないはずであるが，ROM が改善する前に歩行が自立することは臨床的にも経験する．そのため，この表現方法では矛盾が生じることになる．

　問題解決モデルは，参加，身辺動作・IADL，機能・構造ユニットごとに目標が導かれる構造である．そのため，目標設定は参加，身辺動作・IADL，機能・構造レベルで目標を設定する方法を提案する．対象者にはユニットごとの問題を提示および説明し，何を最優先にしたいのかを意思表示してもらう．その上で協同して解決すべき問題を明確にし，ユニットごとに目標を設定していく方法を推奨する．目標の表現の仕方として SMART（図9）[7]が提唱されているが，問題解決モデルは思考を整理するツールであり，見やすさを優先するためシンプルな表現にとどめている．必要に応じて方向が定まった時点で，SMART の表現方法に従いより明確にしていくとよい．

3 介入方法の立案

　介入プランを立案するうえで基本的な考え方は，そのユニットだけでの問題解決の方法を立案することである．対象者が望む解決方法であれば，理学療法の使命は果たせたことになり，理学療法というサービスの消費者である対象者に無駄な時間の浪費と経済的負担を回避できる．その際には EBM（evidence based medicine）と NBM（narrative based medicine）に基づいて検討していく．EBM とは，治療法の選択などにおいて，経験則や

S：「Specific（具体的な）」
　目標はその内容と方向性が具体的に示されているか
M：「Measurable（計測的な）」
　目標が計測可能なものか．計測可能なものであれば，いつそれを達成できたかがはっきりわかる
A：「Achievable（達成可能）」
　目標は達成可能なものか．頑張れば達成可能で，そのために努力しようと思える目標か
R：「Realistic（現実的）」
　現実的な目標に細分化しているか
T：「Time Phased（期限を区切って）」
　期限を区切っているか

図9　目標設定のための SMART
（文献7より）

カンに頼るのでなく，その効果が科学的に証明された情報を基に判断するというものである．NBM とは，対象者との対話を通じて，相手から語られる「物語」を尊重し全人的にアプローチを行う方法である．標的に対応させて，その標的を解決する根拠（evidence）と対象者の思いを踏まえて介入プランについて立案していく．

❶　参加ユニットの介入プラン

　身辺動作や IADL 制限に対するものは，代償動作の練習や他者による介助，役割の変更，手段の代替が主なプランとなる．環境因子であれば物的・人的環境の整備や社会保障サービス（介護保険など）の利用などになる．たとえば脳卒中症例において，家庭参加を制限している因子が排泄困難と介護力不足であった場合，排泄困難に対しては片麻痺があっても行える代償動作の練習やオムツ（手段の代替）などの使用であり，介護力不足に対してはヘルパーの導入などである．

❷　活動ユニットの介入プラン

　身辺動作・IADL 制限，基本動作障害のいずれにおいても介入プランは代償動作の練習が主となる．環境因子であれば物理的環境の整備や介助者による介助が考えられる．活動ユニットにおける問題解決には症候障害学の特に障害学的な考え方が有用である．現在の状態で，どのように動作を遂行すればいいのかの視点で代償方法を考えていくことになる．たとえば脳卒中症例において，排泄動作を制限している因子が移乗困難とそれに必要な環境が未整備であった場合，移乗困難に対しては片麻痺があっても行える代償動作の練習が，環境の未整備に対しては手すりの設置などである．

❸　機能・構造ユニットの介入プラン

　ここでの介入プランの代表例としては運動療法や物理療法や義肢装具療法などである．また，直接的に該当部位を治療するだけではなく，スプリントなどの装具を用いて関節運

動を制限することで，関節運動に由来する疼痛を生じさせないようにする代償的な方法もある．環境因子であれば物理的環境の整備や介助者による介助が考えられる．

　たとえば大腿骨頚部骨折症例にて，歩行動作を制限している因子が中殿筋の筋力低下であった場合でみる．末梢神経損傷による神経の再支配がまだの神経原性筋萎縮であれば，電気刺激療法などが主となる．再支配がなされた時期では筋力増強運動などの運動療法が主となる．脱神経の時期には中枢神経系からの指令が筋に伝わらないため，外部から筋を収縮させることで筋萎縮を遅らせることや改善が期待できる．また再支配の時期では中枢神経系からの指令は筋に伝わることから，対象者の意思で筋を活動させる筋力増強運動で筋萎縮の改善が期待できる．補助具の未使用に対しては杖の導入などである．

4　介入に対する制約条件の設定

　制約条件を考える際に，リスク管理に基づいた介入上の注意点を予測して設定する．加えて EBM と NBM に基づいて検討する．

　制約条件とは，介入プランの立案ならびに実施の際にそれを制限する要因である．これには，対象者の個人的因子および環境的因子，医学的因子がある．個人的制約条件には，対象者の意向や希望，嗜好，経済状況などがある．排泄困難に対して介入プランをオムツにすると問題は解決する．対象者本人がそれを望まなければオムツを用いることはできない．これが個人的制約条件の例である．環境的制約条件には，家族の意向や希望，介護のマンパワー，家屋状況，職場状況などが含まれる．

　たとえば，歩行困難の標的として手すりの未設置があり，それに対する介入プランが手すりの設置とする．この際，セラピストが設置したい場所に設置できるか否かは家屋構造に左右され，薄い壁板の場所には手すりは設置できない（環境的制約条件）．筋力増強運動において，心疾患を有する対象者では等尺性運動はリスクを有するし，対象者が関節リウマチであれば等張性運動は痛みを惹起するかもしれない（医学的制約条件）．医学的制約条件は主としてリスクに関係し，有する疾患や治療歴，術式，あるいは投薬状況などで決定される．

❶　参加ユニットの制約条件

　参加ユニットの主な介入プランとして，代償動作の練習では転倒が，社会保障サービス（介護サービスなど）の利用では金銭的負担による経済状況が制約条件となり得る．

❷　活動ユニットの制約条件

　身辺動作・IADL ユニット，基本動作ユニットの介入プランとしては代償動作の練習が主となることから，転倒が主なリスクとなる．物理的環境の整備の代表例としては手すりの設置が考えられ，設置可能な家屋環境か経済的負担が制約条件となる．

③ 機能・構造ユニットの制約条件

　　筋力増強運動であれば過負荷による再骨折や血圧上昇などが想定され，環境因子であれば杖の導入などによる経済的負担が制約条件となる．処方箋や医学的情報，理学療法士自身の技術，施設の設備などによっても影響を受ける．

文献

1) 有馬慶美：2章 理学療法診断のための問題解決モデル．理学療法臨床診断学への志向，文光堂，東京，12-29，2010
2) 對馬　均：理学療法過程における評価の位置づけ．理学療法ハンドブック，改訂第4版 第1巻，理学療法の基礎と評価，細田多穂ほか編，協同医書出版社，東京，769-771，2010
3) 有馬慶美：3章 問題解決モデルを用いた理学療法診断．理学療法臨床診断学への志向，文光堂，東京，30-62，2010
4) Maslow AH：A Theory of Human Motivation. Psychological Review 50：370-396, 1943
5) 内山　靖：2章 症候障害学とは．症候障害学序説，文光堂，東京，5-10，2006
6) 内山　靖：3章 動作のとらえかた．症候障害学序説，文光堂，東京，11-18，2006
7) 永井宏達：目標設定のポイント―SMART Goal Setting―．PT入門イラストでわかる理学療法概論，上杉雅之監，医歯薬出版，東京，167，2020

（加藤研太朗・有馬慶美）

第4章
問題解決モデルを用いた統合解釈の基本的手順

1 問題解決思考の基本的手順

1 問題解決思考とは

　問題解決思考とは，理学療法を手段とした対象者の問題解決を図るために，①理学療法上の目標，②目標への到達を妨げる因子であって，理学療法の介入を必要とする標的，③標的を取り除くための手段である理学療法の介入プラン，④介入プランを安全かつ現実的なものにする制約条件の4項目（表1)[1]について意思決定することである．

　意思決定の過程は，対象者の生活機能障害における各要素の因果関係を構造的に解釈しながら進めていく．参加ユニットの分析から始め，次に活動ユニット，そして機能・構造ユニットへと順に思考を進めることで，文脈的かつ包括的に問題を捉えることが可能となる．しかしながら，疾患や病期によっては，参加や活動ユニットが未知数の場合があるため，参加・活動ユニットを"？（question mark)"で表現し，機能・構造ユニットに思考を進める場合もある．

　問題解決思考の流れ（表2)[1]を概観する．まず"処方箋の入手"により問題解決構造をおおまかにデッサンすることができる．次に"情報収集"として，医師や看護部門などの診療記録より病歴や社会的背景などの情報を入手することで，より明確なデッサンが可能となる．その後，対象者との協同作業としての問題解決に入る．まずは医療面接を主たる手段として"参加ユニットの理解"を行う．次にADL評価や動作分析を用いて"活動ユニットの理解"を行う．そして機能的な検査や形態測定を行い"機能・構造ユニットの理解"を行う．この一連の過程を通じて対象者が抱える問題の構造を理解でき，理学療法の目標，標的，介入プランさらには介入の制約条件を包括的に"意思決定"することができる．

2 問題解決の事前準備

　問題解決思考の流れに従って，下腿骨骨折を受傷した30歳男性を例としてみていく．問題解決過程における処方箋の入手と情報収集は，事前準備としてはじめに実施する．

2-1. 処方箋の入手と解釈

　処方箋には一般的に，患者氏名，年齢（生年月日），性別，診断名，現病歴の要約そして理学療法への依頼内容などが記載されている．これらの情報は理学療法の方向性を決める重要な手がかりであると同時に，問題解決モデルに基づく対象者の問題解決構造のおおま

表1　問題解決思考で意思決定すべき項目

①理学療法目標
②理学療法の標的（あるいは課題）
③理学療法の介入プラン
④介入の制約条件（リスク管理を含む）

（文献1より）

表2　問題解決モデルによる思考の流れ

手続き	目的・手段
1. 処方箋の入手	処方箋情報からおおまかな問題解決構造を理解する
2. 情報収集	他部門より医学的，社会的情報を入手し，問題解決構造を補完する
3. 参加ユニットの理解	主に医療面接を行い，参加ユニットを理解，構成する
4. 活動ユニットの理解	主に動作分析を行い，活動ユニットを理解，構成する
5. 機能・構造ユニットの理解	主に検査・測定を行い，機能・構造ユニットを理解，構成する
6. 包括的な意思決定	包括的に目標，標的，介入プラン，制約条件を決定する

（文献1より改変）

表3　処方箋情報の解釈の視点

情　報	解釈の視点
1. 診断名	疾患固有に発生する症候を事前に想起し，主に活動を制限する機能・構造障害を予測する
2. 性　別	年齢と併せて，性別による一般的な社会的役割を想起し，参加制約や活動制限を予測する
3. 年　齢	性別と併せて，各年代における一般的な社会的役割やライフステージを想起し，参加制約や活動制限を予測する
4. 現病歴・治療歴	診断名と併せて，発症からの期間や治療内容から，予後やリスクなどを予測する
5. 依頼内容	理学療法目標や介入プランの指標とするとともに，対象者の問題解決に対する他部門との役割分担の参考とする

（文献1より）

かな理解の助けとなる．表3[1]に処方箋情報の解釈の視点を示す．

　年齢や性別は参加制約を推論するのに役立つ．たとえば，40歳の男性であれば，仕事で家庭の経済を支える役割を担っており，復職できないことに困っているかもしれない．同じ40歳でも女性であれば，家庭での主婦という役割を担えないことに困っているかもしれない．このように年齢や性別から参加ユニットをおおまかに理解することが可能である．

　診断名や現病歴の情報は全体的な問題解決構造を理解するのに役立つ．第5章に示す典型的な問題解決構造を用いれば，診断名からおおまかな問題解決構造を理解することができる．臨床経験を積めば，診断名や現病歴の情報のみで，かなり妥当性の高い全体的な問題解決構造を推論することができるようになる．また，診断名や現病歴の情報から予後をおおまかに予測することが可能であるため，理学療法の目標を立案するための一助となる．

　以上のように，処方箋情報を基に問題解決モデルを用いて，対象者のおおまかな問題解決構造を図1[1]のように概念地図として表現することができる．この際，不確定な部分は“？”で表現し，その後の思考過程において“？”の部分は新しい情報を得るごとに改変し

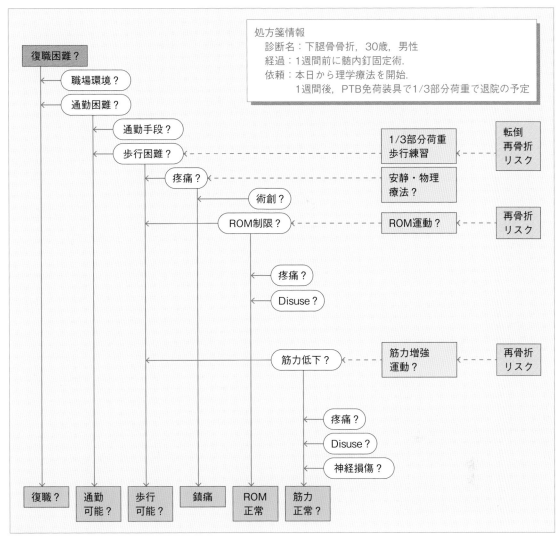

処方箋情報
　診断名：下腿骨骨折，30歳，男性
　経過：1週間前に髄内釘固定術.
　依頼：本日から理学療法を開始.
　　　　1週間後，PTB免荷装具で1/3部分荷重で退院の予定

図1　処方箋情報で作成した問題解決構造の仮説
（文献1より）

て確定的にしていけばよい.

2-2. 情報収集

　この段階での情報源には，医師や看護師の診療記録（カルテ），単純X線画像やMRI画像などの画像，血液や呼吸，心電図などの臨床検査記録といった医学的情報と，家族構成や住環境，経済状況などの社会的情報がある（詳細は成書を参照）.

　医学的情報は，処方箋情報を基に作成したおおまかな問題解決構造において，主に各介入プランの制約条件（主にリスク管理）を決定することに役立つ. 再骨折を防ぐために，単純X線画像などの画像所見や手術記録からの情報をROM運動や筋力増強運動の制約条件に反映させるべきであるし，看護記録のバイタルの変動記録で血圧が高い傾向にあれば，動作練習や筋力増強運動でのValsalva効果を考慮し等尺性筋収縮は避けるべきである. このように，医学的情報は，制約条件の推論に活用でき，目標を設定する際の予後の

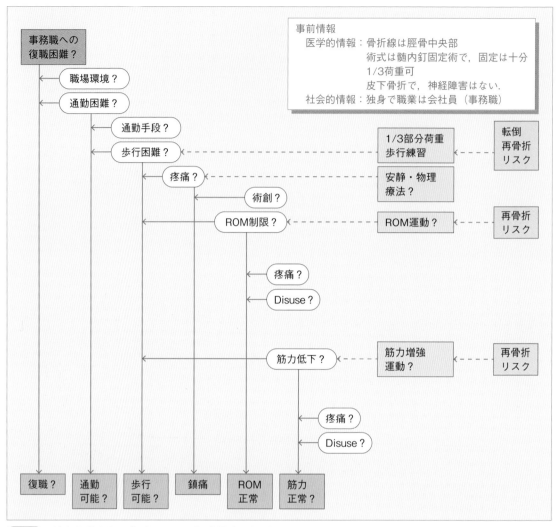

事前情報
　医学的情報：骨折線は脛骨中央部
　　　　　　　術式は髄内釘固定術で，固定は十分
　　　　　　　1/3荷重可
　　　　　　　皮下骨折で，神経障害はない．
　社会的情報：独身で職業は会社員（事務職）

図2　情報収集を経て作成した問題解決構造の仮説
（文献1より）

指標としても有用である．

　社会的情報は個人因子や環境因子的問題を理解する一助となる．たとえば，ITエンジニアでデスクワークが中心であれば復帰しやすいが，建築技師や営業職などでは復帰が困難となる可能性が高い．加えて通勤手段や職場環境なども影響を与える．このように社会的情報は，対象者の問題解決構造において“？”で表現された主に参加・活動ユニットの理解を助ける．

　情報収集は，処方箋情報から作成した問題解決構造の不確定部分の一部を補完する．加えてこのあとの検査・測定のリスク管理にも役立つ．特に生命維持機能にかかわる検査においては，医学的情報を十分活用するべきである．

　情報収集を基に作成した問題解決構造の仮説を図2[1]に示す．

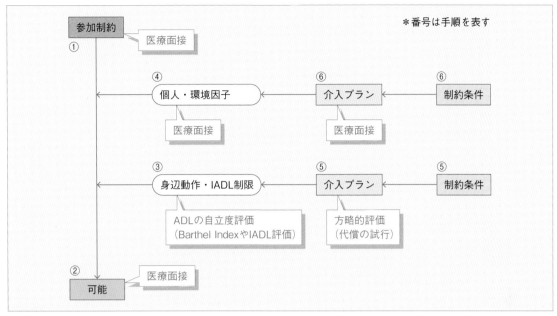

図3 参加ユニットの思考手順
（文献1より）

2 参加ユニットの思考手順

　事前準備を経て各レベルのユニットの検討へと進む（図3)[1]．参加ユニットでは，参加レベルの初期状態，理学療法目標，目標への到達を制限する身辺動作・IADL 制限および個人環境因子の問題，その問題を解決するための理学療法介入プランならびに介入の制約条件について検討する．急性期など病期によっては参加ユニットの各項目を"？"で表現し，次のユニットへ進む場合もある．

1 参加ユニットの初期状態と目標の捉え方 （手順①②）

　初期状態と目標を理解する有力な手段は医療面接である．第3章1の1「参加ユニットにおける問題」で述べたように"参加"は家庭と家庭外への参加に大別される．そのため医療面接では，主訴や本人・家族の希望や意向，家族構成，職業などの情報を収集し，初期状態として家庭への参加あるいは家庭外への参加に制約があるのかを明確にする．次に参加レベルの目標を対象者とともに意思決定していく．この際，事前に得た医学的情報を基に予後を考慮し，対象者との対話を通じて決定していく．この段階の医療面接で肝心なのは，決まった項目を形式的に質問するのではなく，参加レベルの初期状態と目標状態を理解するため，文脈的に質問することである．

2 参加ユニットのブロックの捉え方 （手順③④）

　参加ユニットの目標状態が対象者と同意のもと決定されたら，なぜ目標状態に到達でき

ないのか，そのブロックを活動レベルである「身辺動作やIADL制限」と「個人・環境因子の問題」に求める．身辺動作やIADL制限を評価する手段として，Barthel Indexや機能的自立度評価（functional independence measure：FIM），LawtonのIADL評価などが挙げられる．ここでは，あくまでも参加レベルの目標状態への阻害因子を見出すことが目的であるため，身辺動作やIADL制限の方略的評価（動作分析）ではなく，自立度だけを評価することが臨床思考の混乱を避けるコツである．身辺動作やIADLの自立度評価の結果やMaslowの欲求階層説などから，優先順位をつけて参加を制約している原因について意思決定する．

　そして参加制約のブロックとなる環境因子については，医療面接やソーシャルワーカーからの情報などで判断する．

❸　参加ユニットのオペレータと制約条件の捉え方　(手順⑤⑥)

　次にそのブロックを取り除くためのオペレータとその制約条件を考える．第3章3「介入方法の立案」，4「介入に対する制約条件の設定」に主なオペレータと制約条件を示したが，あくまでも仮説であり，この仮説証明は動作観察および動作分析（方略的評価）によって行われるべきである．参加のブロックとしての身辺動作やIADL制限について動作観察・分析を行う．動作観察とは対象者が行う動作を無批判的に，またありのままに記述することである（文章での表現，描画，ビデオなどの記録も含む）．動作分析とは分析対象である動作が"なぜできないか"と，"いかにしたらできるか"ということを理解する過程である．ここでは，参加のブロックとしての身辺動作やIADL制限に対するオペレータについて分析することが目的であるため，"いかにしたらできるか"という障害分析的観点で代償動作を実施して分析する．

❹　本症例の参加ユニットの思考手順

　本症例は入院中であり，初期状態としては事務職への復職が困難な状況である（図4）[1]．医療面接より現職の事務への復帰を望んでいるため，目標を事務職への復帰とする．ブロックとして環境因子では職場より1週間後の早期復職が求められている．家庭外への参加のため，IADLを確認すると，デスクワークは問題ないが，電車通勤における駅の階段に恐怖を感じており，歩行に不安定さがあることから電車での通勤困難がブロックと考える．

　ブロックが電車での通勤が困難なことから，1/3荷重での一連の歩行動作をさまざまな条件で観察し記述する（平行棒内・両松葉杖など）．その結果，歩行動作の過程において両松葉杖歩行は可能ではあったが，朝の通勤時には両松葉杖で歩行するスペースの確保が困難なため，膝蓋腱支持（patellar tendon bearing：PTB）免荷装具での歩行に変更してみる．その結果，歩行が参加のブロックにならなくなったため，オペレータをPTB免荷装具での通勤とする．また，1週間後の復職が難しそうなため，職場と休職期間の延長を交渉することを提案する．この際，通勤時の混雑による転倒や，職場の延長可否の未確認が制約条件となる．

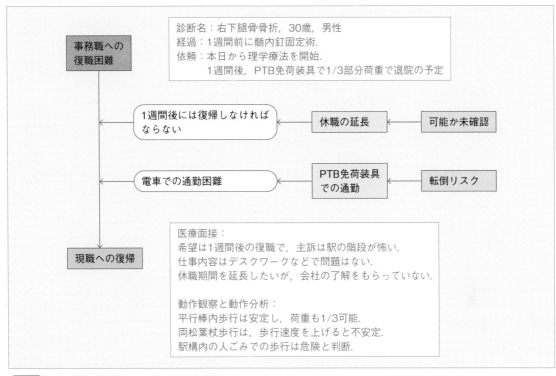

診断名：右下腿骨骨折，30歳，男性
経過：1週間前に髄内釘固定術.
依頼：本日から理学療法を開始.
　　　1週間後，PTB免荷装具で1/3部分荷重で退院の予定

事務職への
復職困難

1週間後には復帰しなければ
ならない

休職の延長

可能か未確認

電車での通勤困難

PTB免荷装具
での通勤

転倒リスク

現職への復帰

医療面接：
希望は1週間後の復職で，主訴は駅の階段が怖い.
仕事内容はデスクワークなどで問題はない.
休職期間を延長したいが，会社の了解をもらっていない.

動作観察と動作分析：
平行棒内歩行は安定し，荷重も1/3可能.
両松葉杖歩行は，歩行速度を上げると不安定.
駅構内の人ごみでの歩行は危険と判断.

図4 本症例の参加ユニットの思考手順
（文献1より）

　　ここで対象者（家族含め）と職場がリモートワークによる早期復職を了承した場合，通勤する必要がなくなり，早期に復職が果たせる. そのため現時点での参加レベルの問題は解決され，理学療法士の使命は果たせたことになる.

3　活動ユニットの思考手順

　　参加ユニットの検討を経て活動ユニットの検討へと進む. 活動には，狭義のADLおよびIADLが含まれる. 因果関係から考えて，参加を直接的に制約するのは活動の中でも身辺動作とIADL制限となり，身辺動作・IADLユニットの検討へと進む. なお，急性期など病期によっては身辺動作・IADLユニットの各項目を"？"で表現し，次のユニットへ進む場合もある.

　　身辺動作・IADLユニットでは，身辺動作・IADLレベルの理学療法目標，目標への到達を制限する基本動作の制限，その障害を解決するための理学療法介入プランならびに制約条件について検討する（図5）[1].

1　身辺動作・IADLユニットの理学療法目標の捉え方（手順①）

　　このユニットの理学療法目標を理解する有力な手段は医療面接である. 医療面接では，本人・家族のneedsやhope，家族構成，家庭や社会での役割などの情報を収集し，身辺動

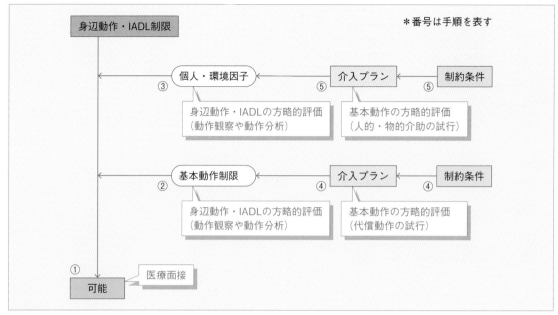

図5　身辺動作・IADL ユニットの思考手順
（文献1より）

作・IADL レベルの目標を対象者と協同して意思決定していく．このとき，事前情報として得た医学的情報を基に予後を考慮して，対象者との対話の中で決定していく．

2　身辺動作・IADL ユニットのブロックの捉え方 （手順②③）

　　身辺動作・IADL ユニットの目標が対象者との同意のもとに決定されたら，なぜ目標状態に到達できないのか，そのブロックを「基本動作制限」と「個人・環境因子の問題」に求める．身辺動作・IADL ユニットのブロックである基本動作の制限を評価する手段としては，動作観察と動作分析などの動作の方略的評価（質的評価）である．身辺動作・IADL ユニットのブロックである基本動作が"なぜできないか"を症候学的に分析することが目的となる．

　　具体的な手順としては，身辺動作・IADL を実際に観察し記述する．そして次に，その動作の問題の部分へ介助や環境的支援を行った場合に，その身辺動作・IADL が完遂できるか確認する．介助や環境的支援を行った場合に対象とする動作が可能となった場合には，その介助した部分がブロックとなる．身辺動作・IADL 制限のブロックが身辺動作や IADL 制限となる場合もあり，その際には下位のユニットに位置づけていく．そのため，身辺動作・IADLユニットにおいては，そのブロックを基本動作制限に求められるまで繰り返していく．

3　身辺動作・IADL ユニットのオペレータと制約条件の捉え方 （手順④⑤）

　　ブロックである基本動作の制限を取り除くためのオペレータとその制約条件について考える．第3章の3「介入方法の立案」，4「介入に対する制約条件の設定」に主なオペレータと制約条件を示したが，オペレータの決定に際しては，代償動作の試行や人的・物的環境を変化させての動作試行で有用か否かを確認する．

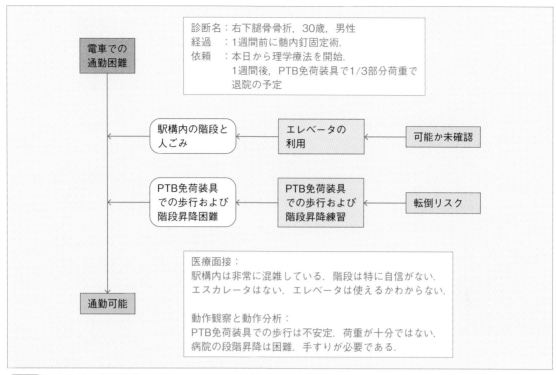

図の内容:

診断名：右下腿骨骨折，30歳，男性
経過　：1週間前に髄内釘固定術.
依頼　：本日から理学療法を開始.
　　　　1週間後，PTB免荷装具で1/3部分荷重で
　　　　退院の予定

電車での通勤困難

駅構内の階段と人ごみ　←　エレベータの利用　←　可能か未確認

PTB免荷装具での歩行および階段昇降困難　←　PTB免荷装具での歩行および階段昇降練習　←　転倒リスク

通勤可能

医療面接：
駅構内は非常に混雑している. 階段は特に自信がない.
エスカレータはない. エレベータは使えるかわからない.

動作観察と動作分析：
PTB免荷装具での歩行は不安定. 荷重が十分ではない.
病院の段階昇降は困難. 手すりが必要である.

図6 本症例の身辺動作・IADL ユニットの思考手順
（文献1より）

4 本症例の身辺動作・IADL ユニットの思考手順

　本症例のここでの初期状態は電車での通勤困難であり，現職復帰が求められていることから通勤が可能な状態を目標とする（図6）[1]. 動作観察・分析より，PTB 免荷装具を装着での階段昇降含めた歩行が不安定であり，医療面接でも駅の混雑や階段に不安を抱えている. そのため，ブロックは環境因子として駅構内の階段と人ごみが考えられる. そして電車での通勤困難が参加を制約しているため，電車での通勤が観察・分析の対象とし，電車での通勤の一連の動作を観察し記述する. 階段昇降を含めた歩行が困難であったため，それを介助してみると動作が可能であった. その結果ブロックは，PTB 免荷装具での歩行および階段昇降が困難ということになる.

　駅にエレベータがあれば階段昇降を回避できることからエレベータの利用を勧めるが，エレベータ利用の可否について未確認である. 階段昇降含めた歩行困難な状況であるため，PTB 装具装着での歩行練習を行う. その際には転倒リスクが制約条件となる.

5 基本動作ユニットの思考手順

　身辺動作・IADL ユニットの検討を経て基本動作ユニットの検討へと進む. 身辺動作・IADL ユニットを制限するのは基本動作制限であり，基本動作ユニットの検討へと進む. 急性期など病期によっては基本動作ユニットの各項目を"？"で表現し，次のユニットへ進む場合もある.

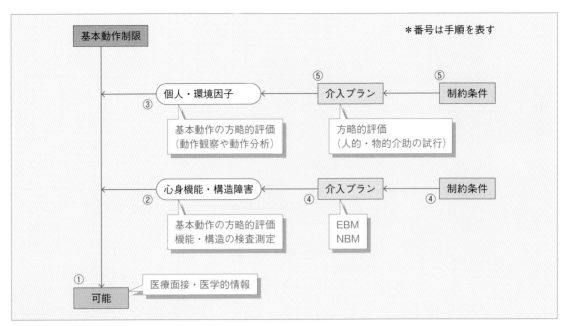

図7 基本動作ユニットの思考手順
（文献1より）

　　基本動作ユニットでは，基本動作レベルの理学療法目標，目標への到達を制限する心身
機能・構造の問題，その問題を解決するための理学療法介入プランならびに介入の制約条
件について検討する（図7）[1]．

6　基本動作ユニットの理学療法目標の捉え方 （手順①）

　　このユニットの理学療法目標を理解する有力な手段も医療面接である．医療面接では，
本人・家族が困っていることや希望，家族構成，家庭や社会での役割などの情報を収集し，
基本動作レベルの目標を対象者と協同して意思決定していく．加えて事前情報として得た
医学的情報を基に予後を考慮して，対象者との話し合いの中で決定していく．

7　基本動作ユニットのブロックの仮説的捉え方 （手順②③）

　　基本動作ユニットの目標が対象者との同意のもとに決定されたら，なぜ目標状態に到達
できないのか，そのブロックを「心身機能・構造障害」と「個人・環境因子的な問題」に
求める．
　　基本動作ユニットのブロックである心身機能・構造障害および個人・環境因子を評価す
る手段は，動作観察と動作分析などの動作の方略的評価（質的評価）である．基本動作ユ
ニットのブロックについて分析（症候学的分析）することが目的である．基本動作の動作
分析については，第3章1の2「活動ユニットにおける問題」を参考に動作困難な原因を
心身機能・構造障害や環境因子に求める．この際，対象者が有する疾患や外傷は，あらか
じめ事前情報としてわかっているので，その診断名から典型的な病態運動像を想起し，そ
れも基本動作を困難としている原因の理解に用いる．

具体的な手順としては，身辺動作・IADLのブロックとなっている基本動作制限を実際に観察し記述する．そして次に，その動作の問題の部分について介助や環境的支援を行った場合に，その基本動作が完遂できるか確認する．介助や環境的支援を行った場合に基本動作が行えるようになった場合には，その介助した部分がブロックとなる．たとえば，起立動作困難が身辺動作を制限していた場合，起立動作が観察・分析の対象となる．そして，起立の一連の動作を観察し記述する．その際，上方への身体重心移動が困難であった場合には，それを介助したり，環境を操作したりしてみる．もしその際，セラピストの手が硬さを感じれば関節運動がブロックであるかもしれないし，痛そうに表情をゆがめればブロックは疼痛かもしれない．また，重みを重力方向に感じたならば筋の作用が不足しているかもしれないし，水平方向に動揺を感じればバランスの問題かもしれない．一方，手すりを用いて起立が容易になれば，ブロックは環境の未整備かもしれない．この際，対象者が有する疾患の特徴的な機能障害を想起しながら介助や環境的支援を行えば，基本動作制限のブロックの理解はさらに容易になるであろう．

基本動作の分析の際に，第3章の図7（p. 22）の生体機構として「この3つの要素の何がブロックとなっているか？」という自問は，動作制限のブロックについての理解という思考過程の"足場"となるであろう．このユニットでは，基本動作をひき起こす直接的原因である機能・構造障害についてのみ結論を出す．この時点で，心身機能・構造障害どうしの因果関係まで考えることは，いたずらに思考の混乱を招くため得策とはいえない．ここで，直接的原因である心身機能・構造障害についての仮説が立ったら，検査・測定を行い，仮説を証明する．

⑧ 心身機能・構造障害の仮説証明としての検査・測定 （手順②③）

基本動作ユニットのブロックとして挙げられた心身機能・構造障害はあくまでも仮説である．したがって，このユニットではまず，仮説に挙げた心身機能・構造障害に対応する検査・測定を行う．その際に検査の妥当性と信頼性が問われる．

妥当性とは，測りたいものの実体をその検査が測っているかということである．動作障害の原因究明として行われる検査・測定においては，機能障害の尺度としての妥当性はもちろん，動作障害の原因としての妥当性にも注意が払われるべきである．前者は筋力低下を証明したければ徒手筋力テストなど筋力の程度を表す尺度を，筋力低下の原因が筋萎縮にあるのかについては，四肢周径のデータを用いれば妥当性はある程度担保される．後者は動作制限のブロックを確定できる検査か否かということである．たとえば，起立困難の原因が大腿四頭筋の筋力低下にあると仮説を立てたとする．大腿四頭筋の筋力が徒手筋力テストで3の場合，それは起立困難の原因が筋力低下にあることを証明したことになるのであろうか？　このことを常に自問することが重要である．従来のように網羅的に全ての検査測定を行うことは，原因究明の目的に加えて対象者の利益にならず，実施すべきではない．

信頼性とは同一条件下で同じ検査を繰り返しても同じ結果になるということである．理学療法においては，ほとんどの検査がその検者の技術に左右される．検査は実習のために行うのではなく対象者の問題解決のために行う．そのため熟達者による検査結果の確認が

必要であり，自らが行う検査の信頼性に自信がない場合は，ためらいなく熟達者に助けを求めるべきである．

　これら仮説証明の妥当性と信頼性を保証するために，理学療法士はどのような検査・測定を行うべきか．一例として，起立困難の原因が筋力低下にあることを妥当性と信頼性に配慮して証明するためには，たとえば，立ち上がる座面を変えて検査してみる．40 cm台からは立ち上がれないが，60 cm台からは立ち上がれたとする．60 cm台よりも40 cm台からの立ち上がりのほうが大腿四頭筋に要求されるモーメントは大きいことから，この場合，40 cm台からは立ち上がれない原因は筋力低下ということになる．この場合の筋力は「40 cm台からは立ち上がれない筋力，あるいは60 cm台から立ち上がれる筋力」と表現すればよいだろう．このように"できない動作"のブロックとしての心身機能・構造障害を検査・測定する場合，その"できない動作"を用いて検査することにより，仮説証明としての妥当性を保証できるし，また，台からの立ち上がりは検査者の技術に左右されないため信頼性も保証できる．

❾ 基本動作ユニットのオペレータと制約条件の捉え方 （手順④⑤）

　基本動作ユニットのブロックが決まれば，次にそのブロックを取り除くためのオペレータとその制約条件について考える．第3章3「介入方法の立案」，4「介入に対する制約条件の設定」に主なオペレータと制約条件を示したが，あくまでも心身機能・構造障害は仮説であるため，オペレータおよび制約条件も仮説的に考える．

❿ 本症例の基本動作ユニットの思考手順

　本症例のPTB免荷装具装着での歩行・階段昇降困難な初期状態は，職場復帰が必要なことと，荷重面が骨折部以外にかかる装具ということから，PTB免荷装具での歩行・階段昇降が可能となることを目標とする（図8)[1]．動作観察・分析より，足が底屈位であり荷重時に足関節に疼痛を訴えている．検査・測定結果から，足関節の疼痛と足関節背屈−20°，足関節周囲筋が3～4レベル，炎症も残存している．このことからブロックは，足関節の疼痛と足関節背屈−20°と制限が強いことからROM制限および足関節の筋力低下が考えられる．

　手術から1週間という経過では炎症が残存していることが想定されるため，疼痛に対しては寒冷療法を選択するが，術創の感染や凍傷が制約条件となる．足関節のROM制限に対してはROM運動を選択するが，再骨折や疼痛増悪が制約条件となる．筋力低下に対しては筋力増強運動を選択するが，骨折部へのストレスが制約条件となる．

4　機能・構造ユニットの思考手順

　基本動作ユニットの検討を経て機能・構造ユニットの検討へと進む（図9)[1]．このユニットでは，基本動作ユニットの直接的なブロックとして挙げた心身機能・構造障害の理学療法目標への到達を制限する下位項目としての心身機能・構造障害の問題，その問題を

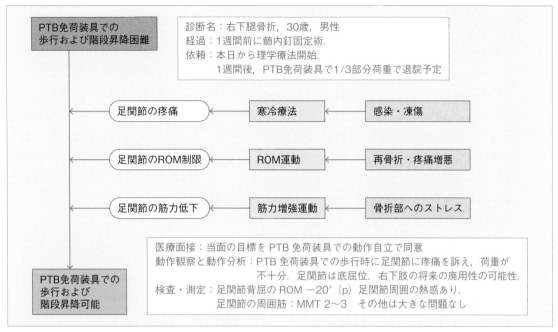

図 8 本症例の基本動作ユニットの思考手順
(文献 1 より改変)

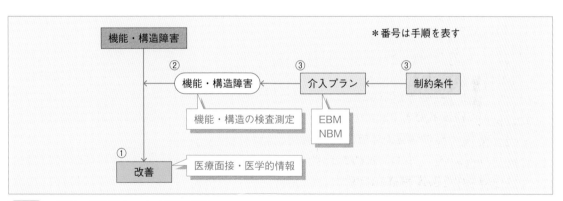

図 9 機能・構造ユニットの思考手順
(文献 1 より)

解決するための理学療法介入プランならびに介入の制約条件について検討する.

1 機能・構造ユニットの理学療法目標の捉え方 (手順①)

　このユニットの理学療法目標を理解する有力な手段は，処方箋情報や事前情報で得た医学的情報である．診断名とその経過に関する情報は，心身機能・構造障害の予後を推測するうえで非常に有用である．たとえば，筋力低下もその原因である疾患や外傷によって予後は異なる．骨折後の固定期間に起こった筋力低下はほぼ受傷前の状態に回復する可能性があり，筋萎縮性側索硬化症による筋力低下は進行していく．このように医学的情報は機能・構造の目標状態を理解するうえで欠かせない．また，このレベルの目標設定には年齢

や性別，習慣などの個人因子も大きくかかわる．筋力の回復は高齢者に比較して若年者のほうが良好である．また食事の嗜好としてタンパク質を好んで食す対象者のほうがそうでない者より良好である．以上のように機能・構造ユニットの目標状態を理解するために，医学的情報や個人因子的情報を活用すべきである．

　心身機能・構造障害の目標状態は，どのような治療的介入を行うかにも左右される．たとえば，筋力低下に対して種々の筋力増強運動が提案されているが，その方法によって一定期間に増強される筋力の程度は異なるし，同程度に増強するのに要する期間が異なる．このように目標状態は介入プランも視野に入れて決定していく．

❷ 機能・構造ユニットのブロックの構造的捉え方 (手順②)

　機能・構造ユニットの目標が対象者との同意のもとに決定されたら，なぜ目標状態に到達できないのか，そのブロックを構造的に理解しなければならない．つまり，基本動作を直接制限している心身機能・構造障害の根本的な原因を明確にしなければならない．

　第 2 章 2 の 2-3「機能・構造ユニット」の因果関係のパターンを踏まえつつ，基本動作の直接的原因である心身機能・構造障害から，その下位項目である心身機能・構造障害の因果関係を理解していく．疾患ごとで典型的な因果関係も存在する．これについては第 5 章の疾患別の典型的問題解決構造に示す．たとえば，骨折で活動が制限された場合，一般的に，その活動制限を直接ひき起こす原因は疼痛と ROM 制限，そして筋力低下であろう．疼痛は，手術による組織の侵襲によるものや固定期間に生じた組織の癒着，炎症に由来するものであろう．ROM 制限は，疼痛や固定期間中に生じた廃用性に由来する．ROM 制限の下位項目に挙がった疼痛は前に述べた疼痛と同じものである．したがって，この疼痛の下位にも同じ因果関係が続く．筋力低下は，疼痛や固定期間中に生じた廃用性，そして骨折に合併する神経損傷に由来する．このように，心身機能・構造障害同士の因果関係は対象者が有する疾患や外傷からも推論することができる．

　以上のように，因果関係の基本的なパターンや疾患特有のパターンを踏まえつつ，基本動作の直接的原因である心身機能・構造障害から，対象者に合わせてその下位項目である心身機能・構造障害の因果関係を理解していく．そして本症例では，健康状態として下腿骨骨折が原因疾患となる．

❸ 機能・構造ユニットのオペレータと制約条件の捉え方 (手順③)

　機能・構造ユニットのブロックが構造的に決まれば，次にそのブロック（下位項目の心身機能・構造障害）を取り除くためのオペレータとその制約条件について考える．第 3 章 3「介入方法の立案」，4「介入に対する制約条件の設定」に主なオペレータと制約条件を示したので参考とする．

❹ 本症例の機能・構造ユニットの思考手順

　本症例の心身機能・構造障害の因果関係を整理すると，動作分析より荷重による疼痛が

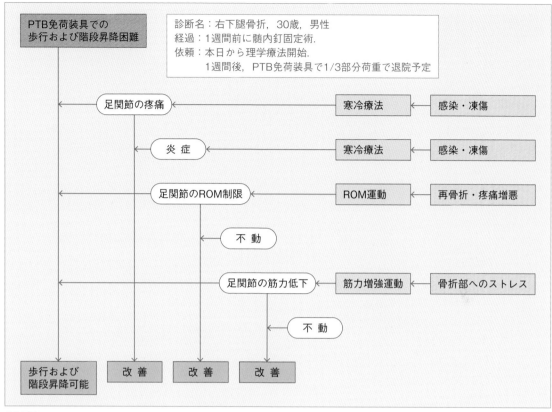

図10 本症例の機能・構造ユニットの思考手順
（文献 1 より改変）

生じており，術後からの期間より炎症が残存しており，疼痛の原因となっている（図10）．さらに不動の期間が存在し，足関節背屈の ROM 制限が生じている．加えて荷重をかけていないことから廃用症候群として，下肢の筋力低下が生じている．これらの機能障害に関しては，骨折という完治する疾患から考えると，術前レベルまで改善することが目標となる．

　オペレータとして炎症に対しては寒冷療法を行うが，術創部の感染や凍傷が制約条件となる．ROM 制限に対しては ROM 運動を実施するが，再骨折や疼痛増悪が制約条件となる．筋力低下に対しては筋力増強運動を行い，負荷のかけ方による骨折部への剪断力が制約条件となる．

5 全ユニットの包括的な意思決定

　ユニットごとの検討の後，ユニット間の因果関係を考慮して連鎖させていく．完成した包括的な問題解決構造を基に最終的な意思決定を行う（図11）．

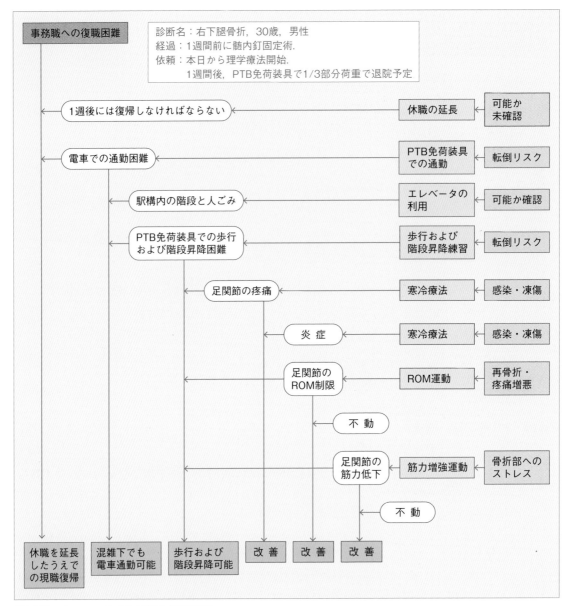

図11　全ユニットの包括的な意思決定
（文献1より改変）

1 理学療法目標の捉え方

　　完成した問題解決モデルを参加ユニットおよび機能・構造ユニットから，それぞれ整合性を検証しても矛盾はなさそうである．そのため，参加ユニットの目標は個人・環境因子の要素も踏まえて休職の要請を行うため，休職を延長したうえでの現職復帰とする．活動ユニットにおいて，身辺動作・IADLユニットは個人・環境因子を踏まえて，混雑下でも電車通勤可能とする．基本動作ユニットは，PTB免荷装具での歩行および階段昇降可能のままとする．機能・構造ユニットは不動や炎症に起因する機能障害となるため，改善の可能性も高くそのまま改善とする．

表4 理学療法目標の整理

	目　標	達成時期
機能・構造の目標	(外来通院にて) ・足関節周期筋の筋力向上 ・足関節の背屈可動域改善 ・炎症の軽減（退院時）	3か月 2か月 1週
参加・活動の目標	・休職期間を延期した上での現職復帰（事務職） ・混雑下で転倒せずに電車通勤可能（エレベータの利用） ・PTB免荷装具を装着して平地歩行および階段昇降の自立（退院時）	1か月 3週 1週

表5 理学療法標的の整理

障害分類	介入すべき標的
参　加	事務職への復職困難 　→1週間後の復帰が条件（職場環境）
活　動	電車での通勤困難 　→駅構内の人ごみと階段（通勤環境） 　　→PTB免荷装具を装着しての歩行困難 　　→PTB免荷装具を装着しての階段昇降困難
機能・構造	足関節の疼痛 　→炎症 足関節の背屈制限 　→不動 足関節周囲筋の筋力低下 　→不動

（文献1より改変）

　問題解決モデルにより目標の方向性が明確化したので，SMARTの原則を踏まえ対象者と共有するための具体的な目標に整理する（**表4**）．

2 理学療法標的（課題）の捉え方

　左上から右下がりに並んだ理学療法の標的は，**表5**[1]のように，参加，活動，機能・構造の順に整理されるべきである．さらに機能・構造の問題については，上位項目と下位項目の関係がわかるように整理していく．なぜならば，そのことで因果関係が明瞭化し，メタ認知が促進されてエラーを防ぐ効果があり，対象者に自身の問題解決構造を説明するのにも有用である．

3 理学療法の介入プランの捉え方

　理学療法の介入プランは，各レベルの標的に対応するよう表記している．整理する際には，まず，それぞれの標的を解決するプランになっているかについて確認していく．これはいわゆるEBMの作業である．

　問題解決過程における介入プランの表記は，「筋力増強運動」「ROM運動」など抽象的な記載で十分であろうが，意思決定の段階では，実際の介入に耐え得る表現にしなければ

表6 理学療法介入プランの整理

障害分類	介入プラン	標的との対応
参 加	休職期間の延期（MSW へ依頼）	1 週間後の復職
活 動	・PTB 免荷装具（1/3 荷重）での歩行練習 ・院内の通路（200 m），週 5 回	PTB での歩行困難
	・PTB 免荷装具（1/3 荷重）での階段昇降練習 ・院内の階段（6 往復），週 5 回	PTB での階段昇降困難
機能・構造	・アイスパック 15 分，週 5 回（ROM 運動後） ・他動的 ROM 運動　右足関節背屈，週 5 回 ・自動的 ROM 運動　右足関節背屈，週 7 回 ・筋力増強運動　右足関節背屈と底屈　週 5 回 （等尺性収縮にて）	・疼痛，炎症 ・ROM 制限 ・筋力低下

（文献 1 より改変）

表7 制約条件の整理

障害分類	介入プラン	制約条件
参 加	・休職期間の延期	・職場への確認が必要（MSW へ依頼）
活 動	・PTB 免荷装具での歩行練習 ・PTB 免荷装具での階段昇降練習	・転倒および過荷重に注意が必要 ・転倒および過荷重に注意が必要
機能・構造	・アイスパック ・他動的 ROM 運動 ・自動的 ROM 運動 ・筋力増強運動	・術創に直接当たらないよう注意，凍傷に注意 ・再骨折および異所性骨化に注意 ・再骨折および異所性骨化に注意 ・骨折部へのストレス

（文献 1 より改変）

ならない．たとえば，「筋力増強運動」では，「開放性の等尺性抵抗運動で，負荷は重錘にて負荷量を 3 kg とし，等尺性収縮の保持時間は 10 秒で運動回数を 20 回 3 セットとし，実施頻度を 1 週に 3 日以上とする」のように詳しく表現する．

　次に参加レベル，活動レベルそして機能・構造レベルの順に列挙し，整理する．この際，表6[1]のように理学療法標的と対応させるほうが，メタ認知が促進されて対象者との意思疎通に有用である．

4 制約条件の捉え方

　介入プランに対する制約条件は，各レベルの介入プランに対応するよう表記している．
　制約条件は表7[1]のように，介入プランに対応して整理，記述していく．この際，可能な限り全ての介入プランに制約条件を設定することで，リスク管理の抜けなどを未然に防ぐことができる．

文献

1）有馬慶美：3 章 問題解決モデルを用いた理学療法診断．理学療法臨床診断学への志向，文光堂，東京，30-62，2010

（加藤研太郎・有馬慶美）

第5章　疾患別の問題解決思考　1. 骨関節疾患

1 大腿骨頸部骨折（γネイル：回復期）

［典型モデル］

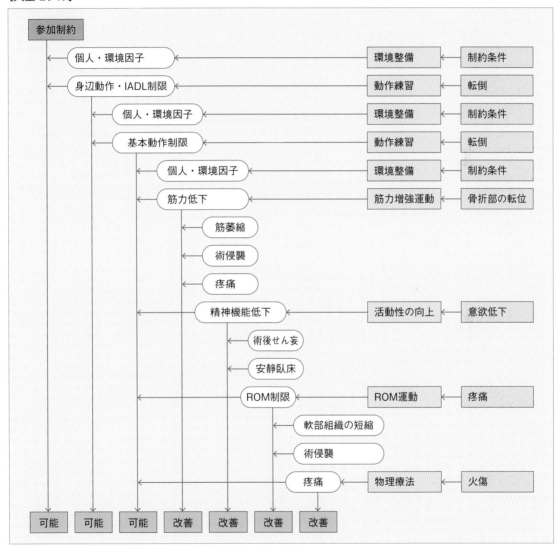

　　大腿骨頸部骨折術後の回復期においては，歩行や起立動作の困難によって参加制約が生じやすい．高齢な女性の患者が多く，骨折による股関節機能の低下よりも，手術療法後の活動性低下による筋力低下・精神機能の低下の影響が大きい．さらに高齢者であれば，既往症や合併症も問題となる．

　　この時期の理学療法は関節機能の改善はもちろんであるが，全身状態を改善させ，精神機能を悪化させないための離床を主とした動作練習が主となる．障害像は個人因子によっ

て大きく変動するため，多角的な情報収集を行い，改善策を見つけなければならない．

1 疾患の基本概念

1 回復期での病態・治療のまとめ

病　態	高齢者に多く，転倒を機に受傷することが多い 高度な骨粗しょう症（骨密度低下）があれば軽微な外力でも受傷することがある 骨折の程度を分類する基準として Garden 分類がよく用いられる
主症状	転倒後に，股関節周囲部の疼痛を訴え，立位・歩行不能となる者が多い （股関節の回旋運動で著明な疼痛を訴える） 受傷後は股関節外旋位となり，脚短縮もみられる場合が多い
経　過	速やかに手術療法が施されると骨折部構築構造の修復は可能である しかし，高齢者に多く発生するため，手術療法による併発症や合併症が多く存在すると，身体機能が回復困難になる 治療後の再転倒による再受傷率も高い
手　術	骨接合術と人工関節置換術がある 骨接合術にはマルチプルピンニング，ハンソンピン，コンプレッションヒップスクリュー，γ ネイルなどがある 人工関節置換術には，人工股関節全置換術（THA），人工骨頭置換術がある
リスク	疾患：再転倒による再受傷 手術：安静臥床による身体・精神機能の低下，骨接合術では骨折部の転位によるカットアウト（cut out）やテレスコーピング（telescoping）による骨頭穿通（penetration）がある．特に骨密度の低下によって発生頻度は高まる．人工関節置換術では，感染・脱臼・ゆるみの問題がある
本期としての特徴	・術後疼痛が残存する場合もある ・股関節の ROM 制限は起こるが，ADL に大きな支障をきたすとは限らない ・活動性低下による全身機能・精神機能の低下が，運動・動作の制限をきたす

2 必須となる情報収集項目

情報の種類	項　目
基礎情報	受傷機転，家族構成，年齢，既往症
画　像	Garden 分類ステージ，脚長差
生化学データ	電解質異常（ナトリウム，カリウム濃度など），低酸素血症，脂質異常，炎症など
手術記録	侵襲組織，整復の度合い，術固定性など
受傷前の身体・精神機能	基本姿勢・動作能力，ADL・IADL・生活行動範囲，精神機能（家族などからの聞き取りでもよい）
環　境	復帰先の生活環境，キーパーソンの存在

　股関節は，身体重心の付近に存在し，かつ大きな支持性・可動性を担う関節である．したがって，股関節の障害は動作障害をきたしやすい．また体幹機能とも密接に関連する関節である．

　高齢な大腿骨頚部骨折の場合は骨折部以外にも，手術療法による短期間の安静臥床によって身体・精神機能の低下をきたし，改善は困難となる例が多い[1]．これには術前からの身体・精神機能低下の影響が大きい．術後理学療法の進行を阻害する因子として，術後せん妄は問題であり，手術による麻酔，生化学データの異常が原因となる．精神機能の把握は重要となる．

　手術による骨折部固定が不安定であるとか，骨密度が低下していると，繰り返す荷重により再転位を引き起こしかねないので，執刀医に単純X線画像の事前確認が必要である．

　身体機能が低下した状態で復帰する例も少なくないため，復帰先の生活環境の調査，キーパーソンによる介助が受けられるかなどの情報も得ておくべきである．

❸ 制限を受ける動きの特徴

特徴的な現象	立位保持・歩行が困難となる
股関節	・股関節周辺のROM制限，筋力低下，疼痛などの関節機能低下は少なからずみられる ・手術による整復の度合いはROM制限に影響する ・受傷時の外力の大きさが疼痛に現れることもある
体幹	高齢な症例では，もともと体幹機能の低下を伴っているケースが多く，大腿骨頚部骨折によって股関節機能の低下が起こると，加速的に身体機能を低下させる
ADL	・身体の上下移動の大きい動作（床への着座，立ち上がりなど），足趾へのリーチ動作（入浴時の足趾の洗浄動作，靴下の着脱など）が障害を受けやすい ・股関節の障害に加えて全身の身体機能・精神機能の障害が現れると，さらなるADL障害をきたし，障害像はさまざまである

❹ 必須となる検査・測定項目

	検査項目
関節機能	疼痛（部位，程度，どのような場面で生じるか）・ROM-T（両下肢・体幹）・筋力検査（両下肢・体幹）・形態測定（下肢長）
精神機能	質問式知能評価（HDS-R・MMSEなど）・行動観察式知能検査（CDR）．両者の併用が望ましい
基本姿勢・動作	寝返り・起き上がり・端座位・長座位・端座位からの立ち上がり・立位・歩行（補助具問わず）・床からの立ち上がり・階段昇降など
ADL	Barthel index，FIM，Katz indexなど

　面接や日常会話などで，カルテなどの情報と矛盾ない回答が得られるなら不要である．しかし，日を改めて気づくこともある．また精神機能の異常が疑わしい場合は，検査する必要がある．

　高齢な大腿骨頚部骨折患者の場合は，精神機能が機能的予後に大きく影響する．精神機

能は，Hasegawa's dementia scale-revised（HDS-R）や mini mental state examination（MMSE）のような質問式の評価だけだと不十分である．質問に回答する知能は低下していても，日常会話は理解し，ADL が保たれているケースもあるためである．clinical dementia rating（CDR）[3]などの行動観察式の評価も併用したほうがよい．

⑤ 必須となるアプローチ

項　目	内　容
運動療法	ROM 運動（股関節周囲），筋力増強運動（股関節周囲・体幹）動作練習（起立・歩行）・立位バランス練習・全身運動
物理療法	除痛目的の温熱療法
補装具	歩行補助具（杖，歩行器，シルバーカーなど）
生活指導	杖の使用（転倒予防）・身体機能維持の自主練習

　運動療法では股関節の機能回復を目指す必要もあるが，身体機能の低下に対する動作練習，立位バランス練習，その他，立位でのもも上げやスクワット運動といった全身運動に重点を置く．

2 ユニットごとの特徴

① 参加ユニットの特徴

a. 初期状態と理学療法目標

- 大腿骨頚部骨折は，高齢な女性に多い．参加制約は自宅における身辺動作の自立といった最低限のレベルから，散歩で外出する，職業があれば職業復帰，買い物に出かける，病院へ通院する，何らかの地域活動に参加する，友人と旅行に出かける，などの高いレベルの活動までさまざまである．
- 基本的には，受傷前のレベルへの回復を目標とする．しかし，受傷前のレベルまで復帰するケースは多くはない．まずは，受傷前の状態を考慮して基本的 ADL の回復と屋内歩行もしくは屋外歩行自立といった目標に設定したほうが妥当である．
- 身体機能の回復は，十分な時間をかけて回復させるのではなく，可能な限り早期に回復させる必要がある．そのためには，股関節の ROM 運動や筋力増強運動といった局所的なアプローチよりも，全身運動などの全身的なアプローチが重要となる．
- もともと起居動作さえ困難であった重症例では，受傷前の身体機能に回復させるというよりも全介助となる可能性も考慮しなければならない．その場合は，早い時期に復帰先の決定，環境整備を進めておく必要がある．
- 復帰先の環境要因（家屋構造，介助者の確保）も大きな参加制約をもたらす原因となる．

b. 理学療法の標的

- 参加ユニットのブロックは多岐にわたる．
- 身辺動作（食事，トイレ，更衣，整容）の自立が目標となることが多いので，その自立

が困難な場合は，介助者の確保が重要となる．

- 身辺動作が自立できそうな場合は，ADL の全自立，歩行能力の向上が標的となる．
- 仮に受傷前の状態，またはそれに近いレベルまで回復したとしても，二次的障害の予防として転倒予防対策などは必要となる．

c. 理学療法の介入プランと制約条件

- ここでは理学療法の介入プランを，環境整備型アプローチ，機能回復型アプローチと機能維持型アプローチに分ける．これらのうち1つだけを選択するときもあるし，複数選択して配分を考慮することもある．
- 回復が見込まれない症例では，環境整備型アプローチが主となる．社会福祉制度の積極的な活用，介助者の確保が必要である．復帰先も検討しなければならない．
- 機能回復型アプローチは，比較的長期にわたって身体機能の回復を目指す方法である．手術後は，ある程度の期間が経過すれば退院に至るが，その後も外来理学療法や在宅訪問による理学療法を継続し，身体機能の回復を目指す．自立して通院できない症例では介助者が必須になる．もしくはホームプログラムが考慮される．
- 機能維持型アプローチは，退院時の身体機能を可能な限りの期間維持させることに主眼を置いたアプローチである．上記の2つのアプローチの中間位置となり，社会的福祉制度の活用と，運動療法の継続が望まれる．

❷ 活動ユニットの特徴

2-1. 身辺動作ユニットの特徴

a. 初期状態と理学療法目標

- 受傷前から身体機能や精神機能に大きな障害がなく，大腿骨頚部骨折による股関節の障害が主であれば，術後間もなく受傷前まで身体機能が回復する場合が多い．徐々に可能となる ADL も増えてくる．
- 精神機能のうち，認知機能の低下はあるが，積極的な理学療法が行える場合は，立位・歩行機能の回復が大きい例が多い．ただし，ADL の自立が得られない例や，徘徊などの異常行動を助長させる例もある．
- 受傷前から身体機能や精神機能に大きな障害が認められる例では，受傷前機能への回復が困難になってくる．

b. 理学療法の標的

- 手術後における股関節の機能低下は，ADL に大きな支障が出るほどではない．むしろ，受傷してから理学療法が開始されるまでの安静臥床，受傷原因が転倒であれば転倒や手術療法を受けたという非日常的な経験が精神機能に大きく影響し，さまざまな二次的障害を引き起こしている可能性は高い．
- ADL の自立項目を増やすために ADL 動作の反復練習は重要である．しかし，次に述べる基本動作の練習によっても自立項目が増える可能性がある．

c. 理学療法の介入プランと制約条件

- 理学療法室での理学療法が円滑に行えない例では，病室での運動療法，ADL の練習も試みるようにする．
- 排泄動作の自立は非常に重要であるため，端座位からの立ち上がり，トランスファー動

作，立位保持・バランスの練習を行う．

● ベッドに立ち上がり補助の柵を設置し，ポータブルトイレを活用することは必須となる．この時期では転倒の危険性も高く，十分な安全性を確認しなければならない．

2-2. 基本動作ユニットの特徴

a. 初期状態と理学療法目標

● 基本動作を不可能または困難にしている原因を推測する．

● まずはできる動作を増やすという目標をもって臨むとよい．

b. 理学療法の標的

● 支持基底面の広さや身体重心位置の高さ・移動量の面から考えると，基本動作の難易度は寝返り，起き上がり，立ち上がり，歩行の順に並べることができる．

● 基本的な考え方としては難易度の小さい動作から練習し，可能となったら次の段階へ進むのが一般的であろう．

● しかし，股関節・体幹機能の低下を主とする症例では，むしろ寝返り，起き上がりが困難で立ち上がり，歩行のほうが容易な例もある．ただし，明らかに身体機能が低下している重症例は例外である．

● 順を追って可能にしていくのではなく，全てにおいて可能か否かを確認し，順序性を考慮せずに動作練習を行ってもかまわない．

● 動作を繰り返し介助する中で，どのような動きの要素が不足しているかを分析する．その動きの要素がなぜできないかという原因を推測する．

c. 理学療法の介入プランと制約条件

● 筋力低下に対して単関節の増強運動を繰り返すよりも，動作練習のほうが効果的なときもある．必要な動作を相に分け，各部分相の練習を繰り返してから，全体動作に変化させていく方法も考慮する．

● たとえば端座位からの立ち上がりであれば，体幹上部を前方に倒す動作相，座面から殿部が離れて立ち上がる動作相に分けて練習を始めるという進め方である．

● それによって動作のどの相が困難なのか，その相の実現のために何が不足しているかを考えるようにする．そういっても，なかなか原因追及に至らないときは，手っ取り早く動作相を繰り返し練習する場合もある．

● 精神機能の低下が大きな制約条件となることもある．身体機能はほとんど問題がみられなくても，拒否したり意欲が低下していると動作が不可能または困難な場合がある．そのような症例では，ほかに何ができるかを評価し，できることから始めるのが得策である．

③ 機能・構造ユニットの特徴

a. 初期状態と理学療法目標

● 高齢な大腿骨頚部骨折患者は，股関節の障害もさることながら，体幹機能の低下のほうが大きい例がある．したがって，骨折部である股関節だけではなく，体幹機能の把握も重要となる．

● もともとROM制限を伴う例もあり，参考ROMまで回復させようという目標が誤って

いるときもある．可逆的な機能障害なのか，非可逆的な機能障害なのかを判断してアプローチする．

●非可逆的な機能障害が，動作に影響する場合は，積極的に代償運動を取り上げていく．

b．理学療法の標的

●ROM制限はもともと存在している可能性もあり，非受傷側との比較も必要である．

●筋力は低下している場合がほとんどである．単関節の筋力増強運動を実施してもよいが，全身運動に基づく動作練習を行ってみるのも方法の1つである．

●たとえば，膝伸展筋力が低下している例では，端座位における抵抗負荷した膝関節伸展運動という単関節運動を考えるが，立位がとれるならスクワット動作や，臥位であればブリッジ動作を行う方法がある．

●術部の疼痛を訴える場合，固定性に問題がなければ，多くは自然寛解する．症例によっては温熱療法を行うことで寛解されることもある．

c．理学療法の介入プランと制約条件

●理学療法士と患者の人間関係の構築は非常に重要であるため，ROM運動や筋力増強運動の際に疼痛を訴えて拒否するような態度がみられるようであれば，無理に行わずに，ほかの運動療法を主体にすればよい．

●関節の疼痛が受傷時の打撲や術創部の疼痛に特定されるのであれば，特に対応する必要はない．しかし，疼痛が大きく影響するなら物理療法を試みる価値はある．

●疼痛が骨折部の転位や固定機材（γネイル）のカットアウトや過度のテレスコーピング，感染によるものであれば，早急に主治医に連絡して対応する必要がある．すでに医師が確認していると思うが，まれに見逃されているときもあるので，互いに協力して連絡を取りあう体制を作っておく．

3　症　例

1　症例情報

　症例は86歳女性，屋内歩行時に転倒して左大腿骨頚部骨折を受傷した．即日救急搬送され，入院となった．入院翌日にγネイルを実施された．

　症例は娘夫婦と同居の3人暮らしであった．キーパーソンである娘への聞き取りにより，受傷前のADLは入浴以外で多少の促しが必要だが自立していた．また，認知機能の低下が認められ，娘への聞き取りによりCDRは1であった．主な生活範囲は屋内であり，外出は高血圧，骨粗しょう症の治療のため，娘の付き添いで通院する程度であった．家庭での役割は特になかった．

　術後1日目より理学療法が開始された．ベッドサイドにおける理学療法から始め，術後4日目から理学療法室で全荷重を許可された姿勢・動作練習を開始した．この時点でのADLは食事動作のみ自立，HDS-Rは5点であった．入院時より夜間せん妄は存続している．

　起き上がりは上肢でベッド柵などのつかまるものがあれば容易に可能であった．軽介助

による平行棒につかまっての立ち上がり，立位保持も可能で，歩行は股関節の荷重痛を訴えるために不可能である．ROM測定は拒否し，筋力測定も運動の理解ができず測定不可能であった．そのためROM運動や単関節運動による筋力増強運動は困難であった．

しかし動作を活用した全身運動（スクワット動作，立位での足踏み運動，立位保持を行ったままで輪投げを行うなど）は，数度の指導により理解され，拒否されることもなく円滑に行えた．理学療法では娘が付き添っている場合が多い．

受傷前は布団で就寝していた．屋内，玄関にも段差は多く，車いすで生活するのは難しい環境である．

❷ 問題解決構造の参考例

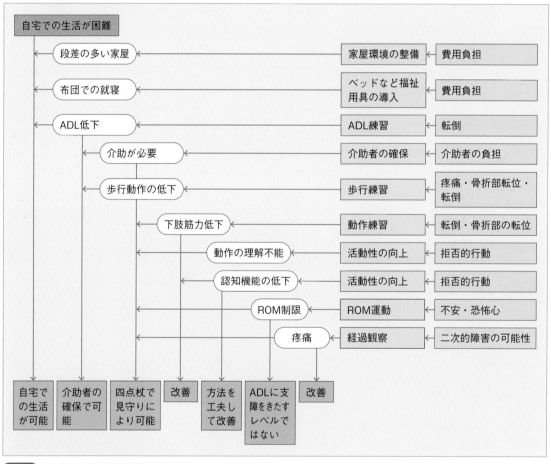

図1 症例の問題解決構造

❸ 思考結果の参考例

3-1. 参加ユニット

a. 初期状態と理学療法目標

症例はもともと自宅での役割がなく過ごしていた．行動範囲も屋内に限定され，認知機能の低下もみられたことから，社会的参加もほとんどない．この生活が妥当か否かは別と

して，現状では，受傷前の状態である「自宅での生活」を目標として，目標到達までの期間を2か月と設定した.

b. 理学療法の標的

自宅での生活を可能とするためには，環境整備が重要である. 段差の多い家屋，布団での就寝生活はブロックとなる. 理学療法により身体機能改善の見込みがあればよいが，評価結果から推測する限り，改善が大きく得られない可能性が高く，それらの改善が必須となる.

c. 理学療法の介入プランと制約条件

身体機能の改善が見込まれない際には，車いす生活の可能性も予想して，家屋構造を把握し，早期から対応策を考える必要がある. 大がかりな住宅改修は理想であるが経済的な負担もあるため，社会福祉制度を最大限に活用して，福祉用具の導入も考えなければならない.

3-2. 活動ユニット
3-2-1. 身辺動作ユニット

a. 初期状態と理学療法目標

受傷前 ADL の獲得が目標となるが認知機能の低下を伴い，食事のみ自立という初期状態から回復は難しい可能性がある. ただ，受傷前は入浴以外，ほぼ自立していたという情報と，術後間もない時期の評価であるため，改善の可能性を考慮しておく必要がある. 受傷前の ADL レベルまで回復できなかったとしても介助者の負担軽減につながる，最大限の回復を目標とする.

b. 理学療法の標的

ADL 低下は，動作ができないのか，動作を理解できないのかによってアプローチは変わってくる. 受傷時の転倒に対する精神的ショックや打撲による疼痛，手術の経験，自宅とは環境の違った病室，病院での生活という事項が再獲得を阻害している可能性もある.

c. 理学療法の介入プランと制約条件

ADL の練習を通して，どのような介助により動作が可能となるかを判断する. 機能障害により動作ができないならば，まずその機能障害が改善できるかを考える. 改善が見込まれるなら機能回復型アプローチ，改善が困難であれば環境整備型アプローチを主体として対応する. 本症例のように単純な運動が理解できないケースでは，動作を相に分けて相ごとに練習を繰り返す方法も有効である.

精神機能低下によって動作を理解できない場合は簡単ではない. いちおう動作練習を試みるが，一定期間を経ても全く効果が表れないときや，せん妄が悪化していくときは，復帰先の環境整備を行い，介助者の確保ができるようであれば早めに退院させることも有効である[2].

本症例は介助者である娘の協力が得られたため，動作介助の練習・要点の指導，退院後も継続して行うホームプログラムなどの指導も行えた.

3-2-2. 基本動作ユニット

a. 初期状態と理学療法目標

　　起居動作は辛うじて可能であるが，立ち上がりは軽介助，歩行は不可能である．このとき，股関節部の荷重痛が問題となっている．家族から受傷前歩行は体幹前傾，股関節・膝関節屈曲姿勢であるが屋内は補助具なしに自立しており，バランスが悪いといった様子も見られないといわれており，動作練習の理解は得られているため，歩行補助具を使用した軽介助または見守りでの歩行を目標とした．

b. 理学療法の標的

　　歩行を阻害する要因は荷重時痛である．また立ち上がり時には疼痛の訴えはみられないが，下肢の筋力が十分ではないように推測された．疼痛は，明らかに術創部の疼痛であり，単純X線画像の確認，主治医からの情報でも，ほぼ間違いないと考えた．術創部の疼痛であれば，経過観察で軽減するはずであり，それに伴って可能になると考えた．

c. 理学療法の介入プランと制約条件

　　実際，術後6日目には荷重時痛は軽減し，跛行がみられたものの平行棒内歩行が可能となった．目標どおりの歩行が獲得されると考えて歩行練習は継続した．術創部の皮膚状態は特に悪化しておらず，経過観察で問題がないと考えた．ただし，骨粗しょう症の合併があり，その程度によってはカットアウトなどの転位も起こり得るので定期的な単純X線画像の観察が必要である．また，不意に立ち上がろうとする様子も見られるようになり，その際の転倒も問題となる．

3-3. 機能・構造ユニット

a. 初期状態と理学療法目標

　　股関節ROMと下肢の筋力については正確な測定が不可能であったため，明確にいえないが，起居動作は可能で，立ち上がり動作，立位姿勢，姿容を見る限り，両股関節・膝関節に伸展制限を有する可能性が高かった．やや円背もある．しかし，動作の遂行を妨げるほどではないと判断した．立ち上がり動作の速さや右側への体幹の偏り，歩行時の左立脚時間の短縮が観察され，大腿周径の左右差（左側が全般に小さい）もあるため，術側下肢の筋力低下は存在するだろうと推測した．少なくとも筋力を増強または維持させることが必要と考える．

　　疼痛に対しては，数日に分けてさまざまと評価，確認したが，術創部の疼痛の可能性が大きいと判断した．

b. 理学療法の標的

　　ROM運動や単関節の反復負荷運動による筋力増強運動が有効だと考えるが，運動の理解と継続が難しい状態であった．背臥位でROM運動を行おうとしても下肢の力を抜かず，不安を感じてすぐに起きてしまうために，行わないでおいた．

　　立ち上がり動作，歩行とか立位での作業に関しては比較的興味をもって行うので，そうした動作を通して筋力増強・維持を目指すことにした．

c. 理学療法の介入プランと制約条件

　　動作を活用した全身運動として，スクワット動作や立位での足踏み運動，立位保持を行ったままで輪投げを行う立位バランス練習を行い，筋力向上または維持，立位バランス

の向上を目指した．夜間せん妄も徐々にみられなくなり，期間の経過で人間関係も良好となったためか，指示も入りやすくなった．全身運動のメニューを変えながら継続でき，歩行練習も順調に進んで，見守りレベルの四点杖歩行まで回復した．

　制約条件としては，疼痛が徐々に改善しているといっても残存しており，予想外の二次的障害を引き起こす可能性もあるため，頻繁に確認することを怠らないようにしなければならない．

文　献

1）日本整形外科学会診療ガイドライン委員会／大腿骨頚部／転子部骨折診療ガイドライン策定委員会編：6.6 予後 解説13：歩行能力回復に影響する因子．大腿骨頚部／転子部骨折診療ガイドライン2021，改訂第3版，日本整形外科学会／日本骨折治療学会監，南江堂，東京，79，2021
2）対馬栄輝ほか：高齢な大腿骨近位部骨折患者における日常生活活動と知能の関係．理療科 20：143-147，2005
3）音山若穂ほか：Clinical Dementia Rating（CDR）日本語版の評価者間信頼性の検討．老年精医誌 11：521-527，2000

（対馬栄輝）

第5章　疾患別の問題解決思考　1.骨関節疾患

2　変形性膝関節症（TKA：急性期）

［典型モデル］

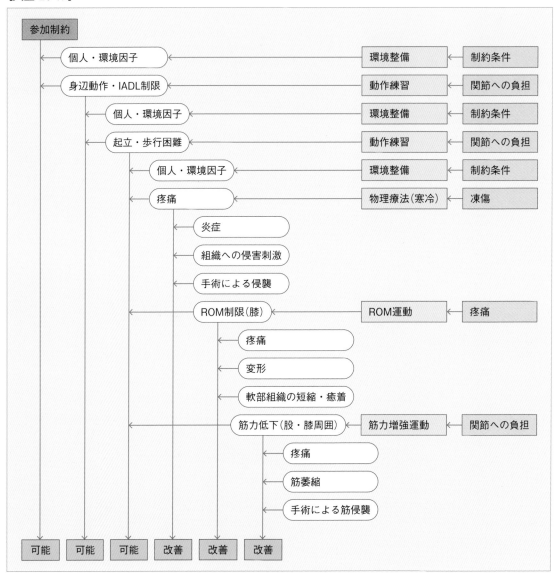

　変形性膝関節症は，初期では立ち上り，歩き始めなどの動作開始時の痛みに限定され，休憩をとることで痛みが消失する．中期には正座や，階段昇降が困難になる．末期になると，動作時だけでなく安静時や夜間でも痛みを伴い，変形（マルアライメントO脚あるいはX脚）が観察され，膝は完全に伸ばすことができず歩行が困難になる．

　また，人工膝関節形成術（total knee arthroplasty：TKA）後急性期においては，急性炎症期による痛みが主体であり，参加制約が生じる．一般的には膝関節の屈曲・伸展のROM制限，筋力低下などが加わることが活動制限の原因となる．

　TKA後急性期の介入方法は，炎症を抑えるためにアイシングを行う．また，TKAは人工的に骨折を起こすことによる血液凝固亢進が著明となるため血栓の予防を行いながら，起立および歩行運動を実施し早期離床を促す．術後の膝関節の状態（炎症反応や修復期間）に応じて膝関節周囲筋のリラクセーションが必要である．また，病院施設ごとに設定されたクリニカルパス（以下，パス）[1]に従った術後管理およびリハビリテーションにより進行することになる．

　ここでは，術後4週間を目途に退院するパスに準じた急性期モデルを解説する．

1　疾患の基本概念

1　急性期での病態・治療のまとめ

原　因	【1次性】 加齢による退行性変化（関節軟骨減少）・下肢アライメント（大腿骨と下腿骨）・肥満，遺伝，生活環境 【2次性】 炎症性疾患（関節リウマチ，化膿性関節炎）・腫瘍性疾患（滑膜性骨軟骨腫，色素性絨毛結節性滑膜炎）・外傷（靱帯損傷，半月板損傷，骨折）・壊死性疾患（大腿骨顆部壊死）・その他（神経病性関節症，骨系統疾患，代謝・内分泌疾患）
病　態	関節軟骨の老化，肥満や素因も関与 骨折・靱帯損傷・半月板損傷などの外傷 化膿性関節炎などの感染後遺症
主症状	疼痛，腫脹 ROM制限（膝関節屈曲・伸展） 筋力低下（膝関節周囲筋）
経　過	時間をかけて進行し，徐々に症状が重くなる
メカニズム	①軟骨の表面に軽度の摩耗が起こることで，軟骨細胞の増加が起こる（初期軟骨変性）． ②軟骨の水分含量が増加することで，軟骨が軟化する． ③軟骨の修復能を摩耗による軟骨の減少が上回ることでO脚やX脚に進行する．軟骨の摩耗で関節への負担が増加することで関節炎となり，膝の屈曲・伸展時に痛みを伴う． ④関節軟骨の水分保持能が減少することで，軟骨の水分および弾性が失われる． ⑤滑液が大量に分泌され，関節水腫を起こす． ⑥軟骨の減少が進行し，軟骨下の骨が露出し，大腿骨と脛骨が擦れあい疼痛が増強する． ⑦⑥により骨変形が始まり，骨棘や骨びらんを形成する．
手術[2]	関節鏡視下手術（半月板切除術）・高位脛骨骨切術（high tibial osteotomy：HTO）・人工膝関節形成術（TKA）
リスク	疾患：疼痛・軟骨の摩耗 手術：感染症・深部静脈血栓症・肺塞栓症・脱臼
本期としての特徴	ベッド上安静・術後の疼痛増強によるROM制限・ROM制限などによるADL制限

❷　必須となる情報収集項目

情報の種類	項　目
基礎情報	BMI
分　類	・内側大腿脛骨関節（内側型） ・外側大腿脛骨関節（外側型） ・膝蓋大腿（PF）関節 ・上記 3 型の混合型
画　像	辺縁の先鋭化，関節面の扁平化，軟骨下骨の硬化，骨棘形成 関節裂隙狭小化，囊胞形成などの混在 ※評価：Fairbank，Kellgren-Lawrence 分類
生化学データ	血清アルブミン値，血清トランスサイレチン値，血清コリンエステラーゼ値，末梢血管白血球，白血球分画
手術記録	インプラント，手術時間，出血量，骨切除量，関節ギャップ 術中 ROM
インプラント	CR 型（BCR 型）・PS 型・CS 型（BCS 型） ※以下，深屈曲できるタイプ（正座可能） ・LPS-Flex（Zimmer） ・P. F. C. シグマ RPF 人工膝関節システム（ジョンソン・エンド・ジョンソン株式会社）Mobile bearing high flexion type
ADL 関連	・起立および移動に関連した基本動作とセルフケア ・職業や家庭で要求される動作
環　境	生活環境・職場環境・マンパワー

　膝関節は人体における最大の関節であり，最大の荷重関節でもある．また，大腿骨と脛骨からなる大腿脛骨関節と，大腿骨と膝蓋骨からなる膝蓋大腿関節で構成されており，傷害されることで広範囲の ADL に支障をきたす．50 代で発症し，65 歳以上で増加し，1：2〜1：4 で女性に多い．女性の場合，職業があり，また女性としての家庭内での役割も多様であり，職場や ADL 遂行に必要な動きを詳細に把握する必要がある．術後急性期では手術関連情報を把握することが必要でがあり，これらの情報はリハビリテーションなどのプランを考えるうえで有用となる．本疾患では一般に ROM や筋力，歩行能力の改善を目的としたリハビリテーションが実施される．

③ 制限を受ける動きの特徴

特徴的な現象	・膝関節の屈曲と伸展制限（関節拘縮・筋緊張亢進） ・大腿四頭筋の筋力低下 ・関節変形：内反変形（O脚）・外反変形（X脚） ・歩行立脚期の外側スラスト（lateral thrust） 　※主観的不安定感 ・体幹の患側への側屈 ・股関節外転筋群の筋力低下（立脚下肢）による片脚立位動作時の遊脚側への骨盤落下 ・toe out
膝関節	・膝関節の自動伸展制限（extension lag） ・Screw-home movement の破綻 　正常膝では屈曲に伴い，大腿骨は一貫して脛骨に対し外旋していくが，変形性膝関節症では必ずしもそうではない. ・膝伸展位から屈曲90°位にかけ大腿骨が内旋 ・膝伸展位から屈曲90°位にかけ大腿骨が外旋 ・大腿骨内顆は屈曲初期に後方へ移動 ※膝の異常な動態が痛み，ROM制限およびADL障害を引き起こす原因となる.
ADL	・起座制限：正座不可 ・基本動作：起立着座・歩行，畳上での動作 ・セルフケア：下衣・靴下着脱・爪切り

④ 必須となる検査・測定項目

	検査項目
関節機能	Kellgren-Lawrence（K-L）分類・疼痛検査（膝関節周囲）・ROM-T（膝関節周囲）・筋力検査（膝関節周囲）・形態測定（下肢長，下肢周径）・大腿骨脛骨角（femoro-tibial angle：FTA）・Mikulicz線
ADL検査	Barthel index（BI）・機能的自立度評価表（functional independence measure：FIM）・MOS short-form 36（SF-36）
膝関節機能評価	日本整形外科学会膝疾患治療成績判定基準（JOA Knee score）・日本版変形性膝関節症患者機能評価表（JKOM）・膝機能評価法（Weatern Ontario and McMaster Universities osteoarthritis index：WOMAC）・膝外傷と変形性膝関節症評価点数（knee injury and osteoarthritis outcome score：KOOS）・Timed up and go test（TUG）[3]

　膝関節は主に大腿骨と脛骨から構成されており，変形性膝関節症初期には朝の膝の違和感（こわばり），具体的には歩行時の一歩目の違和感が最も早く現れる．この段階では，動作時の痛みのみであるが，休むと一時的に症状は軽減する．中期になると，徐々に痛みの頻度が多くなり，関節の屈曲・伸展制限が出現する．この時期から，正座やしゃがみ込みが困難となり，階段昇降も不便となる．症状が進行すると膝関節周囲筋，特に大腿四頭筋に筋力低下をきたす．末期になると，日常生活に支障が起こるほど痛みが強くなる．この段階では，骨変形が進行するため，関節変形が目立ってくる．日本人の場合，関節変形の多くは内反変形（O脚）となる．

　関節変形の度合いは Kellgren-Lawrence（K-L）分類，FTA の測定や Mikulicz 線など

で把握する．総合的な膝関節機能の把握と経過を追うために JOA Knee score などは有効な指標となる．

術前から TUG を評価し，術後の歩行能力を予測することで在院日数の短縮[3]を目指す．

TKA は主体的には，膝関節の疼痛除去および ROM 改善を目的に行われ，術後早期からパスによりこれらは管理される．

⑤　必須となるアプローチ

項　目	内　容
物理療法	炎症抑制のための寒冷療法（アイスパックなど）
運動療法	ROM 運動（膝関節）・筋力増強運動（膝関節周囲） 動作練習（起立・歩行）・荷重練習（膝関節への適切な荷重） ADL 練習
補装具	足底板（lateral wedge）・膝関節装具・歩行補装具（杖）
生活指導(ホームプログラム)	体重のコントロール（減量）・身体機能維持の自主練習

術前より膝関節にかかる負担を軽減し，炎症反応を抑制することを目的に理学療法を展開する．術後もこの方向性は維持する．疼痛の状況にもよるが，関節機能のみならず，動作に関節を使用できるよう動作練習も並行して実施する．なお，体重の減量は変形性膝関節症の進行を抑えるのに有効であり，杖の使用も免荷の点から効果的である．

2　ユニットごとの特徴

ここでは，TKA のクリニカルパス（以下，パス）およびリハビリテーション（以下，リハ）について解説する．TKA 後のパスを記す[4]．

```
1 日目：大腿四頭筋練習（setting）および足趾・足関節運動から開始する．
2 日目：起立練習および膝関節の ROM 運動（他動）
3 日目：CPM 開始・平行棒内起立（全荷重起立）・歩行（部分荷重）・車いす
7 日目：歩行器・松葉杖（全荷重歩行）
10 日目：大腿四頭筋練習（抵抗）
14 日目：膝屈曲伸展（10～130°以上を目標）
21 日目：T 字杖
28 日目：階段昇降・床上練習（膝機能評価実施）
```

（文献 4 より）

①　参加ユニットの特徴

a.　初期状態と理学療法目標

● 変形性膝関節症は一般に中年以降の女性に多い．したがって，参加制約はその年齢の家庭での役割に関連しており，特に家事や買い物といった活動に大きな制約を受ける．

● 主婦としての役割遂行困難が参加ユニットの初期状態となることが多い．

- 障害が重度である場合には，家庭生活への参加困難が初期状態となる．
- 一般的に参加レベルの目標状態は初期状態が解決された状態である．
- TKA後急性期のため，静脈血栓症とそれに起因する肺塞栓症の予防管理が必要となる．

b. 理学療法の標的
- 参加ユニットのブロックは，参加制約が主婦としての役割遂行困難であれば，そのブロックは買い物困難などの対象者の役割に関連したIADLの内容になる．
- 病棟生活であれば身辺動作がブロックとなる．
- 重症例で参加制約が家庭生活困難であれば，家庭生活に必要な身辺動作の全てがブロックとなる．
- 環境因子も参加を制約する因子となる．たとえば，家庭参加困難や家事困難に対する家庭環境などである．

c. 理学療法の介入プランと制約条件
- 参加を制限する因子（身辺動作や環境など）に対する介入プランでは，代償動作の練習や環境的介入として人的あるいは物的な代償が一般的である．
- 徒歩による買い物が困難な場合には，タクシーを利用したり，家族が代行したりして買い物をする．
- 重症例では，ほとんどの身辺動作に介助を要する可能性があり，その際の介入プランは，家族による介助あるいは福祉サービスの利用となる．
- 家庭の経済状況や対象者や家族の介護に対す意向などが制約条件として作用する．

2 活動ユニットの特徴

2-1. 身辺動作ユニットの特徴

a. 初期状態と理学療法目標
- 関節にかかる負担を軽減できれば，ADLは病前に近い状態まで回復することが多い．そのため身辺動作・IADL制限を初期状態とした場合の目標状態は，それが改善した状態を想定できる．
- 重症例はADLが改善しない場合もあり，年齢，障害の程度，予後，家庭での役割，家族の介護力や意向を考慮して理学療法の目標を決定すべきである．
- 疼痛の程度によってパスに従って目標を遂行する．

b. 理学療法の標的
- この目標への到達を阻害している原因を基本動作に求めると，寝返りから歩行までの起居移動動作が阻害因子となる．変形性膝関節症は荷重関節である膝に起こるため，特に起立や歩行などの抗重力活動が目標到達のブロックになる．
- 環境因子も身辺動作・IADLを制限する因子となる．たとえば，家事動作に対する家屋環境，浴室などの入浴環境や便器などの排泄環境などがブロックとなり得る．

c. 理学療法の介入プランと制約条件
- 身辺動作・IADLを制限する因子（基本動作や環境）に対する理学療法の介入プランとして，基本動作制限に対しては疼痛やROM制限に応じた代償動作の練習が一般的な方法である．

- 起立動作困難では軽症例の下肢で立ち上がる方法や，杖などを用いた免荷歩行などの代償動作を練習する．この際の制約条件は転倒や軽症側の悪化のリスクなどがある．
- 環境因子に対する介入プランとしては，手すりや杖，家具の利用などが挙げられる．たとえば，膝関節の伸展筋力低下により立ち上がれない場合，椅子の座面を高くすることで起立が容易となる．

2-2. 基本動作ユニットの特徴

a. 初期状態と理学療法目標

- 基本動作制限を初期状態とした場合の目標状態は，身辺動作ユニットと同様な理由から，それが自立した状態を想定できる．
- 重症例では年齢，障害の程度，予後，家庭での役割，家族の介護力や意向を考慮して，理学療法の目標を決定する．
- ベッド上での身辺動作，基本動作（寝返り・起き上がり・座位）制限を初期状態とした場合の目標設定は，これらが自立した状態を想定できる．

b. 理学療法の標的

- 基本動作を制限している原因を機能・構造障害に求めると，疼痛，ROM制限，腫脹そして筋力低下が考えられる．たとえば，階段昇降が困難なのは荷重痛，起立や歩行の制限は膝関節伸展のROM制限となる．
- 変形性膝関節症患者の歩行は，膝関節外反モーメントを増加させないように，歩行速度の減少，立脚肢への体幹側屈などの補償戦略をもつ．
- 基本動作を制限する全身的な原因としては，活動性の低下による運動耐容能の低下などがある．
- TKA後急性期のベッド上での身辺動作，基本動作を制限する原因は，術創部周辺の疼痛および腫脹である．
- TKA後の痛みは病棟生活において強い影響を与える．

c. 理学療法の介入プランと制約条件

- 基本動作を制限する機能・構造に対する理学療法の介入プランとしては，疼痛に対しては物理療法や徒手療法が，ROM制限や筋力低下には運動療法が一般的な方法である．実際の場面では根拠（evidence）を基に決定する．
- 疼痛の改善に応じてパスに従って練習を遂行する．
- 制約条件として，物理療法では体内に金属がある場合にはマイクロウェーブは使用せず，超音波療法を選択する．ROM運動では疼痛を助長する可能性がある．人工関節の場合には，それ自体がもつ可動範囲や禁忌運動があり注意が必要である．
- TKA後の疼痛に対しては，術中や術後の疼痛コントロールが必要である．
- 術式により疼痛が生じ防御性収縮が生じており，そのため炎症改善と疼痛緩和を目的とした介入が重要となる．
- 急性期後は腫脹による皮膚の伸張性低下および屈曲最終域での術創部皮膚の伸張痛がみられるため，皮膚の伸張性改善および関節包内の運動改善を目的とした介入が重要となる．

❸　機能・構造ユニットの特徴

a. 初期状態と理学療法目標

- 変形性膝関節症において ADL を制限する直接的な原因は，一般的には疼痛，ROM 制限そして筋力低下である．これらは TKA の場合には改善可能なため，理学療法は病前の状態を目標とすべきである．
- 術後の状況を考慮し，可能な限り，術前には身体機能を向上させるべきである．
- 保存療法の場合には疼痛や ROM 制限については，退行変性疾患であることから病前の状態までの機能改善は困難である．

b. 理学療法の標的

- 疼痛の原因は，炎症や組織への侵害刺激などが多い．
- ROM 制限は疼痛や腫脹，軟部組織の短縮，そして重症例では骨強直が原因となる．また，筋力低下の原因は疼痛や廃用性筋萎縮などである．
- TKA 後は，手術側の疼痛や安静期間中の固定が ROM 制限や筋力低下を引き起こす．

c. 理学療法の介入プランと制約条件

- これらの機能・構造障害については介入プランとして物理療法や運動療法を実施する．
- 制約条件として，体内の金属や禁忌運動，術後の経過が作用する．
- 炎症改善および防御性収縮による疼痛緩和を目的として筋リラクセーションを行い，その後腫脹による皮膚の伸張性改善および関節包内運動の改善を目的とした理学療法を実施する．

3　症　例

❶　症例情報

　症例は，両変形性膝関節症の 75 歳女性である．10 年前までは家族で農業をしていたが，現在は専業主婦である．身長 150 cm，体重 60 kg，BMI 26.7 であり，肥満度は 1 度である．10 年前より右膝関節に時々違和感のある痛みを感じていた．5 年前より左膝関節にも違和感を感じるようになった．3 年前には長距離・長時間の歩行の際に強い痛みを感じていたが，一時の休憩で改善していた．この時期には，農作業における立ちしゃがみに苦痛を伴い，膝関節変形（O 脚）が観察されるようになり外来受診が始まり，外来にて理学療法開始となる．1 年前から立ったり，歩いたりするときだけでなく，安静時にも痛みを感じることが多くなり，夜寝ているときにも時々痛みを感じるようになった．半年前に担当医から手術を進められていた．この間，関節内注射などで疼痛の寛解もみられたが，間隔は次第に短くなった．生活上での行動範囲は狭くなり，最近では T-cane 歩行でも家庭内に限定される生活レベルとなった．単純 X 線画像において高度の関節裂隙の狭小化，大きな骨棘形成や高度の軟骨下骨硬化が観察された（Kellgren-Lawrence 分類右 grade 4，左 grade 3）．このたび，右膝関節の手術目的（PS 型の TKA）で入院した．

　　現在は術後10日目であり本人から話を聞いたところ，家事で長時間立っていたり，買い物で長距離の歩行が続けられなかったりすることに困っていた．家事では30分程度，歩行距離はスーパーまでの距離500m往復（＋店内歩行）であった．家庭での身辺動作については，靴下着脱やトイレでの立ち上りなど，膝関節の屈曲・伸展が関係する動作に関して困っていた．夫（78歳）と息子夫婦（息子50歳，嫁48歳）の持ち家での4人暮らしをしている．孫（24歳）は大学卒業後，県外の会社に就職し1人暮らしをしている．仕事としての農業に関しては，数年前から息子夫婦が主体的に行っており，繁忙期に手伝うくらいである．右膝関節の手術経過をみて，左膝もTKAを実施する予定である．

　　ADL状況として，歩行器で全荷重にて病棟内ADLは入浴以外自立している．リハ室内で平行棒内歩行を行うと，術側立脚期に体幹が術側に側屈していた．起立動作や歩行の遊脚期の際に膝関節の屈伸がスムーズに行えていなかった．また，右膝の立脚時に外側動揺も観察された．

　　術側の創部はまだ抜糸は済んでおらず，触診にて熱感が残存しており，膝周囲の軟部組織の硬さが感じられた．ROMは膝関節屈曲95°（p）・伸展−5°（p）であった．extension lag 10°存在している．その他の関節に著明な制限はなかった．内側広筋の収縮は弱く，触診にてあまり感じられなかった．MMTは膝関節伸展・屈曲ともに3，股関節周囲筋は4レベルであったが外転筋は3であった．膝の屈伸や荷重において膝周囲の疼痛の訴えがあった．

　　本人や家族の希望としては，農作業は手伝えなくてもよいが主婦として戻ってくることであった．

② 問題解決構造の参考例

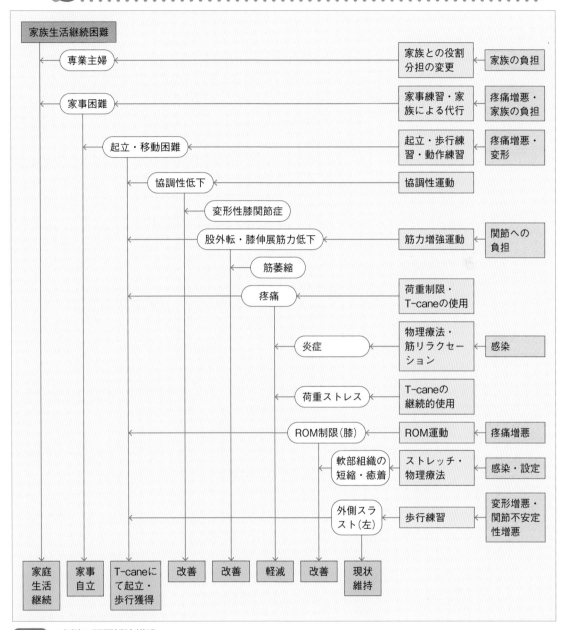

図1 症例の問題解決構造

③ 思考結果の参考例

3-1. 参加ユニット

a. 初期状態と理学療法目標

　　症例の職業は現在専業主婦であり，痛みによる家庭生活の継続に支障をきたして受診したことから，家庭生活継続困難を初期状態とする．家庭背景的には仕事（農業）を継続す

ることは求められていない．疾患の一般的な経過を考慮して最終的な目標を「家庭生活継続」とし，TKA後のクリニカルパスの経過は4週後退院とし，退院後の慣れや調整も含めて目標到達までの期間を2か月と設定した．

b．理学療法の標的

症例は専業主婦であり，社会参加的には大きな困難はない．家庭における役割に関して，専業主婦としての復帰が求められており，そのことが個人環境因子のブロックとなっている．主婦としての役割が求められていることから，身辺動作としては家事困難がブロックとなっている．

c．理学療法の介入プランと制約条件

介入プランは専業主婦という役割が求められていることから，家族との相談による役割分担の変更が考えられる．家事困難に関しては，家事動作における負担の少ない方法の練習や他者の代行，自動車による送迎などを考える必要がある．

制約条件として，役割分担を変更するなどの人的・物的代償手段を用いることで家族への負担が増加することが挙げられる．また，家事の動作練習の際には，膝に負担がかかることから疼痛増悪することも挙げられる．人的・物的代償手段を用いることで家族への負担が増加する．

3-2．活動ユニット

a．初期状態と理学療法目標

主婦として復帰するためには家事が困難であるが，家庭生活を継続するためには家事が自立することを目指す必要がある．しかし，家事一般を遂行するための起立（床上含め）や移動困難（階段昇降や床上動作含め）が問題となっており，これらが直接のブロックとなる．家庭内および周辺地域の近距離歩行時（買い物など）に疼痛が増悪することが考えられることから，関節への負担を減らすために「T-caneでの起立・歩行獲得」を目標とする．目標到達までの期間を退院までの1か月以内とした．

b．理学療法の標的

家事困難なブロックとして家事に必要な起立（床上含め）や移動困難（床上動作や階段昇降含め）がブロックとなっている．起立・移動困難な原因として，適切に荷重するための「下肢の協調性」と「筋力低下」，荷重がかかった際に増悪する「疼痛」，「ROM制限」，加えて術側とは反対側の変形性膝関節症（Kellgren-Lawrence分類左grade 3の初期接地時に下肢の異常アライメントが形成されること（「lateral thrust」）がブロックとなっている．

家庭内動作や身辺動作に関してもさまざまな問題はあるが，術側の膝の疼痛は軽減してきており，全面的な家庭内自立に向けては左膝も変形性膝関節症があり適切な荷重をブロックする要素も重要なポイントとなる．

c．理学療法の介入プランと制約条件

協調性低下に対しては，膝関節周囲筋の病的な共同収縮を軽減させるために動筋と拮抗筋の相反抑制を正しく再学習させることが重要である．そのため，背臥位ではヒールスライドを反復して行わせ，椅子からの立ち上がり動作では殿部離床後の膝関節と股関節の伸展運動を再組織化するような学習が重要である．筋力低下に対しては，術直後より大腿四

頭筋の muscle setting を行い筋収縮の改善を目指す．その後，端座位での膝関節伸展運動においても骨盤後傾による二関節筋である大腿直筋の代償の抑制を行いながら，内側広筋の収縮を確認する．また，膝関節伸展後の屈曲運動においても，大腿四頭筋の遠心性収縮を意識した運動を実施する．疼痛に対しては，荷重制限や T-cane での免荷にて対応する．ROM 制限に対しては，人工物どうしの適合性を高めながら roll-back が適切に再現されるように誘導しながら ROM 運動を行う．左膝の外側スラスト（lateral thrust）に対しては，歩行練習において適切に荷重できるように誘導していく．

　制約条件として，動作や筋力増強運動，歩行練習に伴い関節に負担がかかることによる「疼痛増悪」である．左膝変形性関節症の外側スラストについては，立脚期前半での崩れたアライメントを立脚期中に復元できず，そのまま荷重することでストレスが関節の内側や外側の関節面，大腿膝蓋関節の関節面に集中してかかることで症状が起こる．荷重応答期（loading response）の下肢の剛性制御に失敗することが病態である．そのため荷重の際に変形や不安定性が増強することがあり注意を要する．

3-3. 機能・構造ユニット

a. 初期状態と理学療法目標

　起立・移動動作のブロックとなっている要素のほとんどは手術に伴うものであり，改善が見込める．しかし術側の lateral thrust は改善できるが，TKA 未実施の左膝変形性関節症に関してはなくすことはできないため，今後の手術を見据えて現状維持とする．疼痛に関しては完全になくすことは難しいため，関節にかかる負担を軽減することを目指す．また，筋力低下に関しては，筋力を増強させることができるため，筋力向上を目標とする．

b. 理学療法の標的

　協調性低下については，変形性膝関節症に起因する関節不安定性を保証するために大腿四頭筋とハムストリングが共同収縮していることによる．筋力低下に関しては，体幹の代償を継続したことによる股関節の収縮機会が減少したことによるものと，筋萎縮そのものによるものとなる．疼痛に関しては手術による炎症と荷重による力学的なストレスにより誘発されている．ROM 制限は手術による影響が膝蓋上嚢に及びやすく，軟部組織の短縮や癒着が生じているためである．

c. 理学療法の介入プランと制約条件

　機能・構造障害については介入プランとして物理療法や運動療法を実施する．疼痛の一因である炎症に関しては，物理療法（寒冷）や筋リラクセーションにて対応し，力学的ストレスについては T-cane を継続的に使用することで関節にかかる負担を軽減していく．ROM 制限の要因となっている軟部組織の短縮や癒着に関しては，皮膚の伸張性改善および関節包内運動の改善を目的としてストレッチや物理療法（超音波）を行う．

　制約条件として，物理療法を行う際には創部が完全に閉鎖していなければ感染がリスクとなる．寒冷においては凍傷に注意が必要である．超音波については炎症の状況によって温熱か非温熱の出力となる．

引用文献

1) 千田益生ほか：変形性膝関節症における全人工膝関節置換術前後のリハビリテーション．リハ医 42：257-262，2005
2) 池田　浩：変形性膝関節症の治療適応の選択の考え方．リハ医 45：89-94，2008
3) 眞田祐太朗ほか：身体機能の推移から考える人工膝関節全置換術における標準的リハビリテーション．日職災医会誌 67：416-424，2019
4) 小谷博信：変形性膝関節症（人工関節手術）のクリニカルパスとリハビリテーション．リハ医 45：99-104，2008

参考文献

・木藤伸宏班長：変形性膝関節症理学療法診療ガイドライン Q & A．理学療法診療ガイドライン，第1版"ダイジェスト版"，日本理学療法学会連合，日本理学療法士協会，102-150，2015，http://jspt.japanpt.or.jp/upload/jspt/obj/files/guideline/Guideline-QandA-Digest2.pdf（2021年8月16日閲覧）
・阿南雅也ほか：第5章 変形性膝関節症．理学療法アクティブ・ラーニング・テキスト 骨関節障害理学療法学，対馬栄輝ほか編，文光堂，東京，107-129，2020

（池田耕治）

第5章　疾患別の問題解決思考　1．骨関節疾患

3　変形性膝関節症（保存：生活期）

[典型モデル]

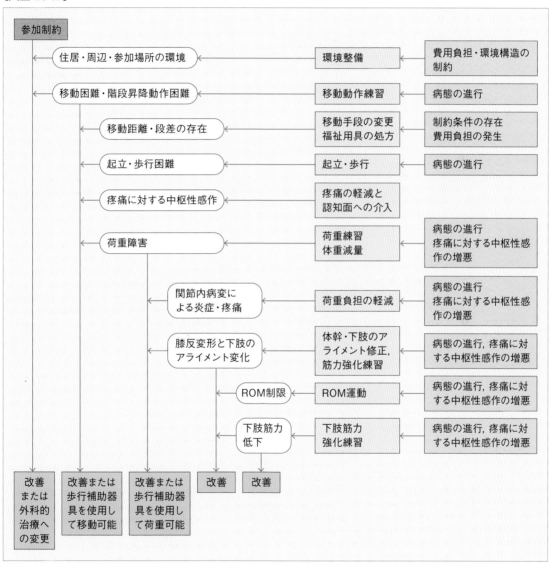

1 疾患の基本概念

1 生活期での病態・治療のまとめ

病　態	・加齢，肥満，遺伝的因子，力学的負荷などが複合的に関与して発症する疾患 ・60 歳以降から有病率が上昇 ・進行性に関節軟骨破壊や関節周辺の骨変化，半月板や関節包・靭帯・筋を含む関節構成体の退行変化が重篤化
臨床症状	・関節変形と膝関節の荷重時痛 ・症状の進行とともに顕著な膝関節 ROM 制限 ・関節の炎症症状や関節水症なども頻発
経　過	・ひとたび生じた関節軟骨の病変は改善しない ・加齢による退行変性と相まって，関節病変は進行していく場合が多い
リスク	関節の炎症症状や疼痛の増悪（理学療法を施行するうえで）
治療方針	・一定期間の理学療法介入による症状の改善が期待できない患者では，外科的治療が選択 ・病期ごとに理学療法の介入目標は異なる 　初期の段階：筋力強化を主体とした膝関節の支持性の向上と，疼痛の改善を目標 　病態の進行に伴い：減量や生活指導，歩行補助具の処方，環境調整など，膝関節への荷重ストレスの軽減を目的とした代償的な介入

　変形性膝関節症（以下，膝 OA）は，加齢，肥満，遺伝的因子，力学的負荷などが複合的に関与して発症する疾患である．膝 OA は 60 歳以降から有病率が上昇し，進行性に関節軟骨破壊や関節周辺の骨変化，半月板や関節包・靭帯・筋を含む関節構成体の退行変化が重篤化していく．主たる臨床症状は，関節変形と膝関節の荷重時痛であり，症状の進行とともに膝関節可動域制限が顕著に出現する．また，関節の炎症症状や関節水症なども頻発する．

　運動療法は痛みの緩和においても有益であるとされ，運動の実施に対する推奨度は 94％となっている（日本整形外科学会「変形性膝関節症のガイドライン」）[1]．一方で，ひとたび生じた関節軟骨の病変は改善しない．加齢による退行変性と相まって，関節病変は進行していく場合が多い．関節の炎症症状や疼痛の増悪は，理学療法を施行するうえでの最大のリスクとなる．一定期間の理学療法介入による症状の改善が期待できない患者では，外科的治療が選択される．したがって，病期ごとに理学療法の介入目標は異なり，初期の段階では筋力強化を主体とした膝関節の支持性の向上と，疼痛の改善を目標とするが，病態の進行に伴って，減量や生活指導，歩行補助具の処方，環境調整など，膝関節への荷重ストレスの軽減を目的とした代償的な介入が行われる．

2 必須となる情報収集項目

情報の種類	項　目
画　像	単純 X 線検査（Kellgren-Lawrence grading：K-L 分類）
疼　痛	VAS，KPS
既往歴	過去の骨折や重度の捻挫の有無，下肢の整形外科的既往の有無など
炎症所見	関節水腫の有無，熱感など

2-1. 単純 X 線検査（K-L 分類）

　単純 X 線検査における K-L 分類（Kellgren-Lawrence grading）は，関節軟骨摩耗度合いや，膝周囲の骨化の様子を基に，grade 0～grade Ⅳの 5 段階で重症度を分類する評価方法である．K-L 分類は膝関節可動域と負の相関があり，grade が高くなるにしたがい，ROM の制限が著明になる．特に，内旋可動域は外側コンパートメントの得点と相関し，外旋可動域と屈曲可動域は内側コンパートメントの得点と相関するとされている．また，伸展可動域は，膝蓋大腿部，内側コンパートメント，外側コンパートメントの得点と関連する[2]．

2-2. 疼痛

　疼痛は身体活動の困難さに影響する重要な影響因子だとされている[3]．一般的な疼痛評価として visual analogue scale（VAS）が用いられることが多い．膝 OA に対する疼痛評価は，主訴である動作時痛をいかに捉えるかが重要であり，knee pain scale（KPS）を使用することで，疼痛の強度に加えて動作時の疼痛頻度を測定することが可能である．また，痛みの部位，疼痛を誘発する動作，運動などを把握しておくことも重要である．

2-3. 下肢の既往歴

　膝関節のみならず，過去に骨折や重度の捻挫など下肢の整形外科的既往がないかを確認しておく．一側性の膝 OA 症例は，膝関節靱帯損傷の既往がある患者が多い．

2-4. 関節水腫，炎症所見

　関節水腫の有無や熱感などの炎症所見の有無を確認する．また，関節水腫や炎症所見などの既往についても確認する．

3 制限を受ける動きの特徴

　膝関節の ROM 制限は，日常生活動作に及ぼす影響が大きい．膝関節の伸展可動域制限は歩行中の体重支持に影響を及ぼし，屈曲制限は起立着座動作，下衣の更衣動作などに影響を及ぼす．

必須となる検査・測定項目

	検査項目
ROM	膝関節の屈伸と内外旋可動域，下肢および体幹
筋　力	膝関節屈伸筋力，股関節の屈伸および内外転筋力
アライメント	大腿脛骨外側角，Mikulicz 線と膝関節中央との距離，中距踵関節傾斜角，後距踵関節傾斜角，骨盤の前後傾アライメント，下肢アライメント（歩行中）

4-1. 関節可動域

　　膝関節の屈伸可動域，内外旋可動域を詳細に評価する．また，下肢，体幹の ROM についても評価する．

4-2. 筋　力

　　筋力と体重は，身体機能を表す指標である．膝関節屈伸筋力や股関節の屈伸筋力，内外転筋力を評価することは，荷重動作における下肢の体重支持機能を推測するうえで重要である．

4-3. 身体アライメント

　　膝関節内反アライメントは膝関節内側裂隙の狭小化と関連し[4]，外反アライメントは外側裂隙の狭小化と関連する[5]．膝関節の正常範囲を超えた異常アライメントは，関節病変の進行に関与する因子である．膝関節内反および外反アライメントは大腿脛骨外側角（femorotibial angle：FTA），Mikulicz 線と膝関節中央との距離で評価する．

　　中距踵関節傾斜角，後距踵関節傾斜角は内側型膝 OA 群で大きくなる傾向があり，FTA と中距踵関節傾斜角，後距踵関節傾斜角には有意な相関が認められる[6]．

　　骨盤の前後傾アライメントは，運動連鎖を介して膝関節の内反，外反を誘発する．腰椎，胸椎が屈曲した脊柱アライメントも，立位時に代償的な骨盤後傾を誘発し，膝関節の内反を助長する．また，骨盤の回旋は，前方回旋側で膝関節の外反を，後方回旋側で膝関節の内反を誘発する．

4-4. 歩行中の下肢アライメント

　　膝 OA 症例の歩行の特徴的病態として，立脚初期に膝関節が外側へ動揺する lateral thurst（外側動揺現象）が挙げられる．lateral thurst により立脚期の膝関節は内反位に配列される．このことが，膝関節内側関節への荷重応力の集中化を招き，関節症変化を引き起こすと考えられる．膝 OA 症例は立脚初期に内反した膝関節を立脚中期までに中立位まで戻すことができず，その傾向は重症化するにつれて顕著になる．

5 必須となるアプローチ

項　目	内　容
運動療法	ROM の拡大，下肢筋力強化，膝関節の内反または外反アライメントを誘発する運動連鎖の改善
減　量	有酸素運動，食事指導
生活・動作指導	疼痛や関節ストレスを回避するための動作指導，日常生活指導

5-1. 運動療法

　疼痛緩和および身体機能を改善するための適切な運動療法は効果が確認されている．ROM の拡大，下肢筋力強化，膝関節の内反または外反アライメントを誘発する運動連鎖の改善を行う[7~13]．

5-2. 減　量

　体重を減らすための有酸素運動や食事指導は活動レベルの効果を期待できる[14,15]．

5-3. 生活・動作指導

　疼痛や関節ストレスを回避するための動作指導や日常生活指導は，中等症以上の患者に対して特に重要な介入となる．

2 ユニットごとの特徴

1 参加ユニットの特徴

a. 初期状態と理学療法目標

　膝 OA は高齢者に多く発症する疾患であり，65 歳以上では有病率が 55％と高い．年齢が上がるにしたがって有病率，重症化率も高くなる．多くは 60 歳前後で膝関節の疼痛などが出現する．参加制約は，多岐にわたり家庭や社会における役割に応じたものとなる．主に歩行や階段昇降，起立着座動作時に疼痛が出現するため，移動を伴う参加に制約が生じる．

　初期状態の理学療法の目標は，疼痛の緩和や関節症の進行を予防し，参加制約の改善を図ることに置かれる．

b. 理学療法の標的

　理学療法の標的は，患者の社会参加の個別性のみならず，重症度によっても変わってくる．いわゆる「アクティブシニア」と呼ばれる活動性の高い年代の患者が多く，参加制約の範囲が広いのが特徴である．理学療法の標的は社会参加や役割の遂行に必要な荷重動作時の疼痛の軽減をとおして参加制約の改善を図る．軽症例では，参加制約を生じている活動に対して，身体機能の改善を図ることに主眼が置かれるが，社会参加や家庭内での生活を阻害する疼痛を軽減するための環境整備や社会参加や家庭内の役割の遂行の方法を工夫

する必要がある.

c. 理学療法の介入プランと制約条件

　　参加制約の原因が，疼痛やROM制限である場合が多いので，理学療法の介入プランは，機能障害に対する介入に主眼が行われる．一方で，中等度症例や重症例については，理学療法による症状緩和の効果が見込めない場合もある．そのため，生活指導や代替手段の導入により参加制約を改善するべきである．荷重時痛が強い場合には，エルボークラッチや歩行器などの導入により免荷を行うとよい．ただし，これらの代替手段の使用に関しては，使用環境や患者の上肢の筋力などが制約条件となり得る．屋外歩行時には，歩行補助車の使用が効果的であるが，シルバーカーは補助車の支持基底面の中に使用者が位置できないため，免荷に関する効果は限定的である.

❷ 活動ユニットの特徴

2-1. 身辺動作ユニットの特徴

a. 初期状態と理学療法目標

　　歩行や階段昇降，起立着座動作など，荷重を伴う膝関節の屈伸動作で疼痛が出現し，関連する日常生活の遂行が障害される．症状は増悪と寛解を繰り返しながら，徐々に進行していくため，病期の進行とともに障害を受ける活動も多岐にわたってくる．主として移動に関連する活動の障害が顕著であり，徐々に生活範囲が限定的になっていく.

b. 理学療法の標的

　　歩行や階段昇降，起立着座動作など，荷重を伴う膝関節の屈伸動作の障害が理学療法の標的となる.

　　骨粗鬆症や加齢による筋力低下，脊柱アライメントの崩れによる姿勢の変化は，膝関節内反アライメントを助長するため理学療法の効果に対してブロックとなる因子である．また，体重の増加は関節へのストレスを増大させるため，活動を著しく制限する要因となる.

c. 理学療法の介入プランと制約条件

　　歩行や階段昇降，起立着座動作など，荷重を伴う膝関節の屈伸動作の障害に対して，筋力増強運動やROM運動，動作練習を行う．歩行や階段昇降，起立着座動作など，障害のある動作について，膝関節の内反ストレスを軽減させるための，動作パターンの習得を目指す.

　　手すりや杖などの使用方法も学習する．起立着座動作では，膝に手をついて行う代償動作が疼痛を軽減させる効果がある.

　　体重の減量は，膝関節の内反ストレスを軽減するために効果的である.

　　理学療法の制約条件は，関節病変の進行そのものであり，中等症以上の患者では，理学療法による介入効果は限定的である.

2-2. 基本動作ユニットの特徴

a. 初期状態と理学療法目標

　　歩行や階段昇降，起立着座動作など，荷重を伴う膝関節の屈伸動作の障害に対して，疼痛の軽減と動作の耐久性の向上が初期状態に対する理学療法の目標となる.

　中等症以上の患者では，理学療法の介入効果は限定的であるため，手術療法などに対する正しい知識の提示も重要である．

　介入効果の予測と患者の希望から，現実的な目標設定が行われるべきである．

b. 理学療法の標的

　障害のある基本動作を分析し，疼痛や内反ストレスを増加させる因子を特定し，理学療法の標的とする．筋力低下やROM制限，正常関節運動から逸脱した関節運動，膝関節の内反アライメントを助長する姿勢の影響などを評価して，介入プランを立案する．

c. 理学療法の介入プランと制約条件

　障害のある動作を実行するために必要な筋力，ROMを確保し，膝関節の疼痛を軽減できる動作パターンの習得を目指す．どのような動作パターンであれば，疼痛が軽減できるのかを評価する．

　大腿四頭筋，大殿筋，中殿筋，ハムストリング，大内転筋など，歩行時の下肢の支持性とアライメント形成に関与する筋の強化は重要である．

　ROMを制限する因子については，関節変形による関節の構造的な変化も含まれるため，改善効果が期待できるのか，期待できないのかを的確に判断すべきである．

　立位時の骨盤の後方回旋や後傾は，運動連鎖により膝関節の内反を助長する．体幹のROMや抗重力伸展筋のトレーニングも重要である．

　身体機能に対する介入だけでは，動作の改善が見込めない場合には，杖や手すりなどの使用を積極的に行い，膝関節への荷重ストレスを減少させる．

　体重の減量は，最も簡単に関節への荷重ストレスを減少させる方法である．

　制限因子は，関節病変そのものであり，中等症以上の患者では，理学療法の介入効果は限定的である．

③ 機能・構造ユニットの特徴

a. 初期状態と理学療法目標

　筋力，ROM，膝関節の疼痛が主な機能障害の因子となる．

　大腿四頭筋，大殿筋，中殿筋，ハムストリング，大内転筋など，歩行時の下肢の支持性とアライメント形成に関与する筋の弱化は多くの患者で認められる．

　ROMは関節変形による関節の構造的な変化により制限を受け，伸展可動域も屈曲可動域も制限を受ける．

　立位時に骨盤が後傾しており，膝関節の内反アライメントを助長すると．また，骨盤後傾により大腿四頭筋の過剰な活動が誘発され，膝蓋大腿関節への圧縮応力を増加させる．

　疼痛による運動制限や，加齢による活動性の低下によって体重は肥満傾向にある患者が多い．

　理学療法の目標は，これらの機能不全の改善と疼痛の軽減になるが，中等症以上の患者では，理学療法の介入効果は限定的である．

b. 理学療法の標的

　動作時の膝関節へのストレスを軽減するために必要な筋力，体重の減量，動作パターンの習得を理学療法の目標とする．

c. 理学療法の介入プランと制約条件

　筋力，ROM，膝関節の疼痛の緩和を目標とした介入を行う．大腿四頭筋，大殿筋，中殿筋，ハムストリング，大内転筋など，歩行時の下肢の支持性とアライメント形成に関与する筋に対する筋力強化練習を行う[16]．非荷重位における等尺性収縮のトレーニングを低負荷から始め，疼痛が出現しない範囲で関節運動を伴う筋力トレーニングへと移行する．荷重位で膝関節の屈伸運動を伴うトレーニングは，関節軟骨へのストレスが大きく，疼痛や炎症症状を誘発する恐れがあるため慎重に行う．筋力強化練習の制約条件は疼痛であり，疼痛の訴えを目安にして負荷量を決定すべきである．

　ROM は関節変形による関節の構造的な変化により制限を受け，伸展可動域も屈曲可動域も制限を受ける．伸展制限に関しては，スクリューホームムーブメントを徒手的に誘導しながら行い，屈曲可動域の制限は120°程度の屈曲可動域の獲得を目標に行う．中等症以上の患者の ROM 制限は，関節の構造的な問題が制限因子となっている場合が多いので，ROM の改善は限定的である[16]．

　立位姿勢において骨盤の後傾は，膝関節の内反アライメントを助長する．また，骨盤後傾により大腿四頭筋の過剰な活動が誘発され，膝蓋大腿関節への圧縮応力を増加させる．腰椎や胸椎が後弯してしまうと，立位時に代償的に骨盤後傾が出現する．腰椎，胸椎の伸展可動域の改善と，多裂筋や腸腰筋の筋力強化を行い，立位時の骨盤アライメントの適正化を目指す[16]．ただし，制約条件として，脊柱の変形が著しい患者においては，これらのトレーニングの効果は限定的である．その場合には，歩行器や杖の使用により，立位時の代償的な骨盤後傾を減弱させるようにする．

　体重の減量は確実な関節負担の軽減効果を期待できる．食事指導や有酸素運動を行う．制約条件は，加齢による代謝の変化やホルモンバランスの影響により，体重の減量効果が得られにくいことや，疼痛や生活習慣による運動量の減少が制約条件となり得る．

　理学療法の目標目的は，これらの機能不全の改善と疼痛の軽減になるが，中等症以上の患者では，理学療法の介入効果は限定的である．

3　症　例

1　症例情報

　症例は68歳の女性．2年ほど前から，歩行時に膝関節痛が出現．症状は増悪と緩解を繰り返しながら徐々に増悪し，1か月前より歩行が困難となった．現在の歩行状況は屋内歩行が伝い歩きレベル，屋外歩行は疼痛のため行っていない．

　単純X線画像所見より両側性変形性膝関節症と診断され，K-L分類は grade Ⅱ，FTA は右膝180°，左180°と左右ともに同程度の FTA の増加が認められる．歩行時の疼痛は，膝関節前面で膝蓋骨の周囲と膝関節内側に出現し，VAS による主観的評価では6レベル．関節水腫，炎症所見は確認されず，熱感や自発痛はない．

　症例は専業主婦であり，75歳の夫と二人暮らし．日常生活活動は，炊事，洗濯，掃除は疼痛を我慢しながら行っているが，買い物は夫が行っている．疼痛のため外出を伴う活動

は行っておらず，通院以外の外出は行っていない．症状が悪化する以前は，自治会の仕事や近所の老人ホームで介護ボランティアとして活動をしていたが，ここ半年間くらいは休んでいる．

　症例の希望は，「疼痛を改善させて，買い物に徒歩で行けるようになりたい」「再び介護ボランティアや自治会の仕事に復帰したい」ということである．また，「できれば手術はしたくない」という希望も聞かれる．

　理学療法評価として，膝関節の ROM は，15〜125°であり，伸展可動域の制限と屈曲可動域の制限が認められる．歩行時に初期接地直後に lateral thurst が観察された．疼痛の出現により連続歩行距離は 100 m 程度，歩行速度は秒速 40 cm と低下をしており，歩幅も狭く 60 cm 程度である．

　下肢の筋力は全体的に廃用性の筋力低下が認められ，MMT4 レベル．特に，ハムストリング，大殿筋，中殿筋，腓腹筋は MMT4⁻であり，他の下肢筋に比べて筋出力の低下が認められる．

　身体アライメントは，立位時および歩行時に骨盤が後傾しており，胸腰椎も屈曲した姿勢となっている．胸腰椎の伸展可動性は，若干の制限は認められるものの年齢を考慮すると正常範囲内であり，骨盤後傾は体幹の支持筋の筋力低下によるものだと推察された．

　症例は身長 150 cm，体重 60 kg と肥満傾向にあり，ここ数年で 10 kg 体重が増加したようである．体重増加に関しては，内科的な問題は指摘されてはいない．

❷　問題解決構造の参考例

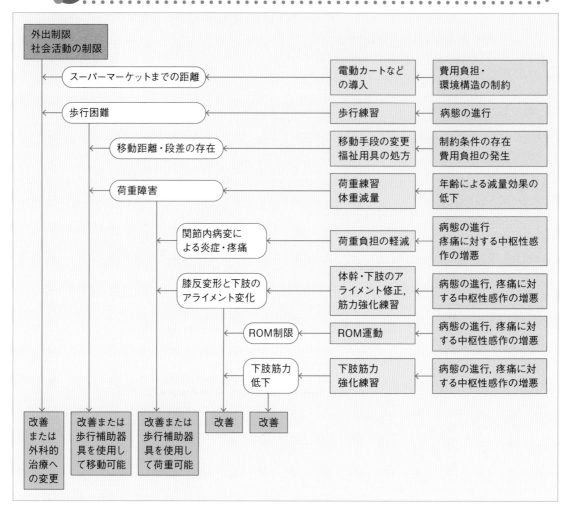

❸　思考結果の参考例

3-1.　参加ユニット

a.　初期状態と理学療法目標

　　参加ユニットの初期状態は，疼痛による歩行障害により，買い物，社会活動の制約である．疼痛による歩行障害によって，著しく社会活動への参加が制約されている．また，数年で病態が徐々に進行しており，今後さらに歩行障害が進行することが予測される．

　　したがって，初期状態における理学療法の目標は，歩行時の疼痛の軽減と関節症の進行を予防し，買い物，介護ボランティア，自治会の活動を可能にすることである．

　　本症例に対する理学療法介入の根幹は，疼痛の軽減と進行の予防である．しかし，理学療法介入による効果が期待できない場合には，歩行補助具などの導入により屋外歩行を含む社会活動の再開を目指す．また，肥満は荷重ストレスを著しく大きくする要因になるので，体重減量も理学療法の目標となる

b. 理学療法の標的

　参加ユニットにおける理学療法の標的は，持続可能歩行距離の延伸と屋外歩行を実用的なものとするために，歩行速度を秒速 80 cm 程度まで向上させることである．持続可能歩行距離は，症例の生活圏にあるスーパーマーケットへの往復と，買い物中の移動距離から算出する．また，介護ボランティアや自治会の活動内容において，現時点で障害となっている活動内容を精査し，それぞれの活動について目標を設定する．

c. 理学療法の介入プランと制約条件

　関節症の重症度は K-L 分類 grade Ⅱ であり，軽症から中等症への移行期にある．したがって，一定期間の理学療法介入を試みるが，効果が期待できないと判断した場合には，杖などの歩行補助具や電動カートなどの導入により屋外移動手段の代替案を検討する．また，保存療法で限界がある場合には，外科的療法を検討する必要があり，症例への情報提供を行い，適切な治療を選択できるようにする．

3-2. 活動ユニット

a. 初期状態と理学療法目標

　歩行や起立着座動作，階段昇降動作など，荷重をしながら膝関節を屈伸させる動作は，疼痛により動作が障害を受ける．症例の主訴は，歩行に関連した動作障害のみが訴えられているが，歩行以外の荷重動作にも障害が認められる可能性があるので，注意深く症例の身辺動作を観察する．膝関節の屈曲が 125° で制限をされているため，膝関節の深屈曲を伴う動作は障害が起きているはずである．介護ボランティアや自治会活動で，しゃがみ込み動作など膝関節の深屈曲を伴う動作がどの程度存在するのかを確認しておく．

b. 理学療法の標的

　膝 OA では，膝関節の屈曲可動域の拡大は，大きくは見込めない．また，120° 以上の深屈曲を伴うしゃがみ込みや正座は，膝関節への負担が大きくなりすぎるため，基本的には禁忌とすべき動作である．これらの動作を患者が行わなくても済むような身辺動作の指導を行う必要がある．

　歩行立脚初期に確認される lateral thurst は，膝 OA の進行の要因だとされている．したがって，lateral thurst を制動することが理学療法の標的となる．また，膝 OA の歩行では，立脚中期に内反ストレスを減少させることができずに，単脚支持期の膝関節内反ストレスが増大する傾向にある．立脚中期に膝関節の内外反アライメントを中立位に復元できる歩行パターンの獲得を目指す．さらに，起立着座動作時の膝蓋大腿関節への圧縮応力を減少させる動作パターンを獲得する．

c. 理学療法の介入プランと制約条件

　歩行立脚初期に確認される lateral thurst を制動するためには，膝関節が 0〜10° 未満の角度で初期接地をする必要がある．膝関節の伸展可動域制限の改善を図ることは重要な理学療法の標的である．また，立脚中期の内反ストレスを減少させるため，荷重応答期から立脚中期にかけて膝関節の内外反アライメントを中立位に復元できるように，大内転筋，内側ハムストリングの筋力強化を行う．膝関節が立脚中期にかけて伸展位になることも，床反力の鉛直成分を減少させて内反ストレスの減少効果をもたらす．よって，荷重位で膝関節が十分に伸展できるように ROM の確保に努める．

　　起立着座動作時の膝蓋大腿関節への圧縮応力を減少させるために，骨盤を前傾位に保持した状態でスクワット動作が行えるように動作練習を行う．骨盤後傾により股関節伸展筋群の筋出力が低下をして，大腿四頭筋のみを使った屈伸動作となり，膝蓋大腿関節の圧縮応力の増加を招く．

　　制約条件は，関節病変による膝関節の構造的な変化によるROMの制限と異常アライメント，疼痛であり，一定期間の理学療法介入を試みるが，効果が期待できないと判断した場合には，杖などの歩行補助具や電動カートなどの導入により屋外移動手段の代替案を検討する．また，保存療法で限界がある場合には，外科的療法を検討する必要があり，症例への情報提供を行い，適切な治療を選択できるようにする．

3-3. 機能・構造ユニット

a. 初期状態と理学療法目標

　　大腿四頭筋，大殿筋，中殿筋，ハムストリング，大内転筋など，歩行時の下肢の支持性とアライメント形成に関与する筋が弱化しておりMMT4⁻レベルである．これらの筋力をMMT5レベルに改善をさせる．

　　ROMは関節変形による関節の構造的な変化により制限を受け，伸展可動域も屈曲可動域も制限を受けている．膝関節の屈曲可動域の拡大は，大きくは見込めない．120°程度の屈曲可動域の確保に努める．伸展可動域も制限を受けている．伸展可動域の改善を図り，10°未満の屈曲位で初期接地が可能な状態にする．

　　症例は立位時に骨盤が後傾しており，膝関節の内反アライメントが助長されている．また，骨盤後傾により大腿四頭筋の過剰な活動が誘発され，膝蓋大腿関節への圧縮応力が増加している．骨盤が前傾位に保持された立位アライメントの獲得を目指す．

　　肥満傾向にあるため，関節面への荷重ストレスが大きくなっているため，体重の減量を行う．

b. 理学療法の標的

　　動作時の膝関節へのストレスを軽減するために必要な筋力，体重の減量，動作パターンの習得を理学療法の目標とする．

c. 理学療法の介入プランと制約条件

　　筋力，ROM，膝関節の疼痛の緩和を目標とした介入を行う．大腿四頭筋，大殿筋，中殿筋，ハムストリング，大内転筋など，歩行時の下肢の支持性とアライメント形成に関与する筋に対する筋力強化練習を行う[17]．非荷重位における等尺性収縮のトレーニングを低負荷から始め，疼痛が出現しない範囲で関節運動を伴う筋力トレーニングへと移行する．荷重位で膝関節の屈伸運動を伴うトレーニングは，関節軟骨へのストレスが大きく，疼痛や炎症症状を誘発する恐れがあるため慎重に行う．筋力強化練習の制約条件は疼痛であり，疼痛の訴えを目安にして負荷量を決定すべきである．

　　膝関節伸展可動域制限に関しては，スクリューホームムーブメントを徒手的に誘導しながら行い，屈曲可動域の制限は120°程度の屈曲可動域の獲得を目標に行う[17]．ただし，中等症以上の患者のROM制限は，関節の構造的な問題が制限因子となっている場合が多いので，ROMの改善は限定的である．

　　腰椎，胸椎の伸展可動域の改善と，多裂筋や腸腰筋の筋力強化を行い，立位時の骨盤ア

ライメントの適正化を目指す[17]．ただし，制約条件として，脊柱の変形が著しい患者においては，これらのトレーニングの効果は限定的である．その場合には，歩行器や杖の使用により，立位時の代償的な骨盤後傾を減弱させるようにする．

　体重の減量は確実な関節負担の軽減効果を期待できる．食事指導や有酸素運動を行う．制約条件は，加齢による代謝の変化やホルモンバランスの影響により，体重の減量効果が得られにくいことや，疼痛や生活習慣による運動量の減少が制約条件となり得る．

　理学療法の目標目的は，これらの機能不全の改善と疼痛の軽減になるが，中等症以上の患者では，理学療法の介入効果は限定的である．

文献

1) 津村　弘：変形性膝関節症の管理に関する OARSI 勧告 OARSI によるエビデンスに基づくエキスパートコンセンサスガイドライン（日本整形外科学会変形性膝関節症診療ガイドライン策定委員会による適合化終了版）．日内会誌 106：75-83，2017，https://www.jstage.jst.go.jp/article/naika/106/1/106_75/_pdf/-char/ja（2021 年 11 月 12 日閲覧）
2) Ersoz M, et al：Relationship between knee range of motion and Kellgren-Lawrence radiographic scores in knee osteoarthritis. Am J Phys Med Rehabil 82：110-115, 2003
3) Ochiai N, et al：Objective assessments of medial osteoarthritic knee severity by MRI：new computer software to evaluate femoral condyle contours. Int Orthop 34：811-817, 2010
4) Tanamas S, et al：Does knee malalignment increase the risk of development and progression of knee osteoarthritis? A systematic review. Arthritis Rheum 61：459-467, 2009
5) Janakiramanan N, et al：Static knee alignment is associated with the risk of unicompartmental knee cartilage defects. J Orthop Res 26：225-230, 2008
6) 上松耕太ほか：変形性膝関節症における膝内外反変形に対する距骨下関節の代償機能について―荷重時距骨下関節撮影法を用いて―．別冊整形外科 42：74-78，2002
7) Lim BW, et al：Does knee malalignment mediate the effects of quadriceps strengthening on knee adduction moment, pain, and function in medial knee osteoarthritis? A randomized controlled trial. Arthritis Rheum 59：943-951, 2008
8) Jan MH, et al：Effects of weight-bearing versus nonweight-bearing exercise on function, walking speed, and position sense in participants with knee osteoarthritis：a randomized controlled trial. Arch Phys Med Rehabil 90：897-904, 2009
9) Roddy E, et al：Aerobic walking or strengthening exercise for osteoarthritis of the knee? A systematic review. Ann Rheum Dis 64：544-548, 2005
10) Brosseau L, et al：Efficacy of aerobic exercises for osteoarthritis（PART2）：a meta-analysis. Phys Ther Rev 9：125-145, 2004
11) Aoki O, et al：Home stretching exercise is effective for improving knee range of motion and gait in patients with knee osteoarthritis. J Phys Ther Sci 21：113-119, 2009
12) Ko T, et al：Manual therapy and exercise for OA knee：effects on muscle strength, proprioception, and functional performance. J Phys Ther Sci 21：293-299, 2009
13) Pollard H, et al：The effect of a manual therapy knee protocol on osteoarthritic knee pain：a randomized controlled trial. J Can Chiropr Assoc 52：229-242, 2008
14) Christensen R, et al：Effect of weight reduction in obese patients diagnosed with knee osteoarthritis：a systematic review and meta-analysis. Ann Rheum Dis 66：433-439, 2007
15) Focht BC, et al：Exercise, self-efficacy, and mobility performance in overweight and obese older adults with knee osteoarthritis. Arthritis Rheum 53：659-665, 2005
16) 石井慎一郎：歩行の分析．動作分析 臨床活用講座，メジカルビュー社，東京，168-201，2013
17) 石井慎一郎：歩行の練習．動作練習 臨床活用講座，メジカルビュー社，東京，177-225，2021

（石井慎一郎）

変形性股関節症（THA：回復期）

[典型モデル]

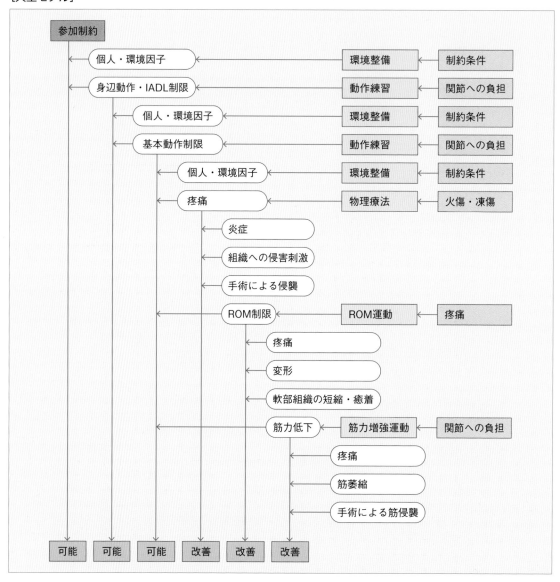

　変形性股関節症の回復期においては，歩行や起立動作困難による参加制約が生じやすい．一般的には股関節の屈曲・伸展のROM制限や疼痛，筋力低下などが活動制限の原因である．歩行においては，中殿筋の筋力低下による特徴的な異常歩行（Trendelenburg歩行）が生じやすい．

　この時期の介入方法は，歩行練習などの動作練習と原因である機能障害に対する筋力増

強運動や ROM 運動などの運動療法が中心となる．また，体重増加は関節への負担が増えるため杖の処方を行い，体重コントロールに注意しなければならない．

1 疾患の基本概念

1 回復期での病態・治療まとめ

病　態	発育性股関節形成不全・臼蓋形成不全股関節 臼蓋軟骨が退行変性をきたす
主症状	疼痛（鼠径部：股関節由来　大腿前面・殿部：二次的な筋性由来） 　＊動かし始めに強い ROM 制限（股関節屈曲・内外旋） 筋力低下（股関節周囲筋・体幹筋）
経　過	幼少期の疾患を契機とするため長期間かけて悪化していく 40 代の女性に多く発症
手　術	THA・人工骨頭置換術
リスク	疾患：疼痛・軟骨の摩耗　　　手術：脱臼・人工物の緩み
本期としての特徴	・疼痛がかなり増強してくる ・ROM 制限と疼痛により ADL に制限が生じる ・骨頭が変形してくることで上外方に偏位しくてる（脚長差） 　→中殿筋の筋力低下（長さ張力曲線の短縮により）

2 必須となる情報収集項目

情報の種類	項　目
基礎情報	BMI
画　像	CE 角・Sharp 角・Kellgren-Lawrence（K-L）分類
生化学データ	炎症・貧血　＊手術の場合
手術記録	術中の脱臼角度・操作を加えた組織　＊手術の場合
ADL 関連	職業や家庭で要求される動作や動き 起立移動に関連した基本動作とセルフケア
環　境	生活環境・職場環境・マンパワー

　股関節は自由度 3 であり上半身と下半身を結合する役割を有しており，傷害されることで広範囲の動きや ADL に支障をきたす．好発年齢は中年時期のため職業をもっていたり，家庭内役割もさまざま求められ，職場や ADL 遂行に必要な動きを詳細に把握する．骨頭の被覆状況は重要な情報となる．術後であれば手術関連の情報はプランを考えるうえで有用となる．

③ 制限を受ける動きの特徴

特徴的な現象	Trendelenburg 現象・Duchenne 現象
股関節	・多方向だが股関節内旋の制限が強い ・股関節屈曲や外旋なども制限
ADL	・起座の制限は少ない ・基本動作：起立着座・歩行，畳上でのさまざまな座位姿勢 ・セルフケア：下衣・靴下の着脱・爪切り・浴槽の出入り

④ 必須となる検査・測定項目

	検査項目
関節機能	疼痛検査（股関節周囲）・ROM-T（股関節周囲・体幹）・筋力検査（股関節周囲・体幹）・形態測定（下肢長）・骨盤のアライメント
ADL 検査	Barthel Index・FIM
股関節機能評価	JOA hip score・SF-36

　股関節は骨盤を介して体幹と連結しており，腰椎骨盤リズムが存在しているため体幹機能も合わせて評価を行う必要がある．骨頭の被覆率を上げたり，体幹筋の低下により骨盤前後傾のアライメントが崩れやすく，骨盤のランドマークの位置関係を把握しておく．脚長差が生じやすいことから下肢長計測も重要な項目となる．総合的な股関節機能の把握と経過を追うために JOA hip score などは有効な指標となる．

⑤ 必須となるアプローチ

項　目	内　容
運動療法	ROM 運動（股関節周囲）・筋力増強運動（股関節周囲・体幹） 動作練習（起立・歩行）・荷重練習（股関節への適切な荷重）・股関節周囲筋のストレッチ・ADL 練習
物理療法	除痛目的の温熱療法・術直後の寒冷療法（炎症抑制）
補装具	歩行補助具（杖）・補高やインソール
生活指導（ホームプログラム含め）	体重コントロール・杖の継続使用・身体機能維持の自主練習

　股関節軟骨にかかる負担を軽減することを目的に理学療法を展開する．術後も基本的に関節の負担を軽減する方向性は共通している．関節機能のみならず，動作で関節を使えるように動作練習も並行して実施していく．

2 ユニットごとの特徴

1 参加ユニットの特徴

a. 初期状態と理学療法目標
- 変形性股関節症は一般に中年以降に多い．したがって，参加制約はその年齢の家庭での役割に関連したものや，仕事や何らかの地域活動をしていればその活動に固有のものであることが多い．
- 主婦であれば主婦としての役割遂行困難が，会社員であれば通勤困難などが，地域活動を行っていればその活動への参加困難が参加ユニットの初期状態となるであろう．
- 障害が重度である場合には，家庭生活への参加困難が初期状態となるかもしれない．
- 一般的に参加レベルの目標状態は初期状態が解決された状態である．

b. 理学療法の標的
- 参加ユニットのブロックは，参加制約が主婦としての役割遂行困難であれば，そのブロックは炊事困難や買い物困難など対象者の役割に関連した内容に，仕事困難や地域活動困難であれば仕事や地域活動に固有の役割に関連した内容となるであろう．
- 重症例で参加制約が家庭生活困難であれば，家庭生活に必要な身辺動作の全てがブロックとなり得る可能性がある．
- 環境因子も参加を制限する因子となり得る．たとえば，家庭参加困難や家事困難に対する家庭環境，仕事困難に対する職場環境などである．

c. 理学療法の介入プランと制約条件
- 参加を制約する因子（身辺動作や環境など）に対する介入プランでは，代償動作の練習や環境的介入として人的あるいは物的な代償が一般的である．
- 徒歩による買い物が困難な場合には，タクシーを使ったり，家族が代わりに買い物に行く．仕事での重量物の運搬が困難であれば，同僚に依頼や配置転換の相談などである．
- 重症例では，ほとんどの身辺動作に介助を要する可能性があり，その際の介入プランは，家族による介助あるいは福祉サービスの利用となるかもしれない．
- 家庭の経済状況や対象者や家族の介護に対する意向，職場や地域の状況などが制約条件として作用するかもしれない．

2 活動ユニットの特徴

2-1. 身辺動作ユニットの特徴

a. 初期状態と理学療法目標
- 関節にかかる負担を軽減できれば，ADL は病前に近い状態まで回復することが多い．そのため身辺動作・IADL 制限を初期状態とした場合の目標状態は，それが改善した状態を想定できる．
- 重症例では ADL が改善しない場合もあり，年齢，障害の程度，予後，家庭での役割，家族の介護力や意向を考慮して理学療法の目標を決定すべきである．

b. 理学療法の標的

● この目標への到達を阻害している原因を基本動作に求めると，寝返りから歩行までの起居移動動作が阻害因子になるだろう．変形性関節症は荷重関節に起こりやすいため，特に抗重力活動が目標到達のブロックになりやすい．

● 環境因子も身辺動作・IADL を制限する因子となり得る．たとえば，家事動作に対する家屋環境，浴室などの入浴環境や便器などの排泄環境，職場で長時間の立位保持をする環境などがブロックとなり得る．

c. 理学療法の介入プランと制約条件

● 身辺動作・IADL を制限する因子（基本動作や環境）に対する理学療法の介入プランとして，基本動作制限に対しては疼痛や ROM 制限に応じた代償動作の練習が一般的な方法である．

● 起立動作困難では軽症側の下肢で立ち上がる方法や，杖などを用いた免荷歩行などの代償動作を練習する．この際の制約条件は転倒や軽症側の悪化のリスクなどが挙げられる．

● 環境因子に対する介入プランとしては，手すりや杖，家具の利用や配置転換などが挙げられる．たとえば，股関節の屈曲制限で立ち上がれない場合，椅子の座面を高くすることで起立が容易となるかもしれない．

2-2. 基本動作ユニットの特徴

a. 初期状態と理学療法目標

● 基本動作制限を初期状態とした場合の目標状態は，身辺動作ユニットと同様な理由から，それが自立した状態を想定できるだろう．

● 重症例では年齢，障害の程度，予後，家庭での役割，家族の介護力や意向を考慮して，理学療法の目標を決定すべきである．

b. 理学療法の標的

● 基本動作を制限している原因を機能・構造障害に求めると，疼痛，ROM 制限そして筋力低下が考えられる．たとえば，階段昇降が困難なのは荷重痛，起立や歩行の制限は膝関節伸展の ROM 制限となるだろう．

● 大殿筋，中殿筋あるいは大腿四頭筋の筋力低下は歩行の立脚相を困難とするであろう．

● 基本動作を制限する全身的な原因としては，活動性の低下による運動耐容能の低下などが考えられる．

c. 理学療法の介入プランと制約条件

● 基本動作を制限する機能・構造に対する理学療法の介入プランとしては，疼痛に対しては物理療法や徒手療法が，ROM 制限や筋力低下には運動療法が一般的な方法であろう．実際場面では根拠（evidence）を基に決定されるべきである．

● 制約条件として，物理療法では体内に金属がある場合にはマイクロウェーブの使用には注意が必要であろう．ROM 運動では疼痛を助長するかもしれないし，人工関節の場合にはそれ自体がもつ可動範囲や禁忌運動があるため注意が必要である．

③ 機能・構造ユニットの特徴

a. 初期状態と理学療法目標

- 変形性関節症において ADL を制限する直接的な原因は，一般的に疼痛，ROM 制限そして筋力低下であろう．これらは人工関節置換術の場合には改善可能なため，理学療法は病前の状態を目標とすべきであろう．
- 保存療法の場合には疼痛や ROM 制限については，退行変性疾患であることから病前の状態までの機能改善は困難な場合もあるかもしれない．

b. 理学療法の標的

- 疼痛，ROM 制限そして筋力低下の原因は，疼痛では炎症や組織への侵害刺激などが多い要素となる．
- ROM 制限では疼痛や腫脹，軟部組織の短縮，そして重症例では骨強直が原因となるであろう．また，筋力低下の原因は疼痛や廃用性筋萎縮などであろう．
- 手術を受けた症例では，手術創の痛みや安静期間中の固定が ROM 制限や筋力低下をひき起こすかもしれない．

c. 理学療法の介入プランと制約条件

- これらの機能・構造障害については介入プラントして物理療法や運動療法を行う．
- 制約条件として，体内の金属や禁忌運動，術後の経過が作用するであろう．

3 症例

① 症例情報

　症例は，右変形性股関節症（進行期）の 46 歳女性である．職業は保険の営業職（外交員）である．BMI 26.6 あり，小柄で若干肥満傾向である．生後に発育性股関節形成不全が指摘され装具による治療を行っていた．以前より右股関節に時々違和感のような痛みを感じることが多かった．1 年前から重いものを持ったりした際に右股関節に痛みが出現し始めた．その後，営業の仕事において長距離・長時間の歩行の際の痛みが増大してきた．今週に入り仕事に支障が出てきたことから外来受診した．単純 X 線画像において関節裂隙の狭小化や骨棘が確認された（K-L 分類 grade 3）．本日より外来にて理学療法開始となる．

　本人から話を聞いたところ，仕事で歩行が続けられないことに困っていた．仕事で必要な歩数は 1 日 5,000 歩，距離は 10 km 程度であった．家庭での身辺動作には困っていなかった．夫（50）と娘（19）の持ち家（2 階建て）での 3 人暮らしをしている．子供の学費を支払うため，仕事をやめることはできない．

　右股関節の皮膚色・皮膚温に左右差はなく，右の股関節近位部から外側にかけて疼痛を訴える．ジーンと鈍い痛みで深い感じとの表現であった．歩行や荷重がかかった際に疼痛が出現する（NRS 4/10）．長時間の歩行により疼痛が増悪する（8/10）．立位において疼痛の訴えはないが，右下肢にはあまり体重をかけず，主に左側優位の立位となっている．若干腰痛も生じてきている．

　　立位姿勢において骨盤は後傾し，股関節は相対的に軽度伸展・外転位となっている．また身体重心線は足部支持基底面において左側後方に偏位しており，左側下肢に荷重するように立っている．右側に荷重を促すと疼痛が増強する．

　　歩行観察において右下肢から振り出そうとするが，右股関節に痛みが生じた．大きな骨盤の傾きなどは見られないが，右の荷重応答期から立脚中期に左骨盤が下制する現象が見られ，Trendelenburg 歩行となっている．そのため，右立脚相および左遊脚相が短縮し，歩幅が減少していた．初期接地から荷重応答期にかけて右股関節部に疼痛があり，スピードにのると軽減するが常に疼痛がある．歩行が長時間になると疼痛は増大する．左側に疼痛はない．

　　右股関節の ROM は屈曲 110°，伸展 10°（p），内旋 20° であった．右股関節の MMT は股関節周囲 4 レベル，内転のみが 3，体幹屈曲・回旋 3 であった．

❷　問題解決構造の参考例

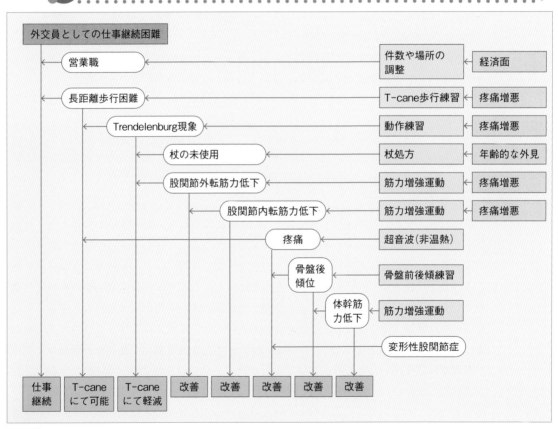

図1　症例の問題解決構造

③ 思考結果の参考例

3-1. 参加ユニット

a. 初期状態と理学療法目標

　症例の職業が営業職であり，仕事に支障をきたして受診したことから，営業職としての仕事継続困難を初期状態とする．家庭背景より仕事を継続しなければならず，疾患の一般的な経過を考慮して最終的な目標を「仕事の継続」とし，目標到達までの期間を2か月以内とした．

b. 理学療法の標的

　症例は職業が保険の外交員という営業職のため，訪問先に出向くための歩行困難が問題となる．本来であれば身辺動作やIADLの要素を検討する流れとなるが，職種から基本動作の歩行が直接のブロックとなる．中でも多くの取引先などに訪問することから，「長距離歩行困難」がブロックとなる．そして「営業職」ということそのものが個人環境因子のブロックとなる．

c. 理学療法の介入プランと制約条件

　介入プランは営業職ということから，歩行距離を減少させるための訪問件数や訪問場所の調整を職場と相談してもらう．長距離歩行に関しては関節への負担を軽減させるため，「T-caneでの歩行練習」を行う．

　制約条件として，訪問件数の減少などによる経済面への影響と，歩行練習による関節への負担増加による疼痛悪化である．

3-2. 活動ユニット

a. 初期状態と理学療法目標

　営業において長距離・長時間の歩行時に疼痛増悪することから，関節への負担を減らすために「T-caneでの長距離歩行獲得」を目標とする．目標到達までの期間を職場との調整を含めて2か月以内とした．

b. 理学療法の標的

　長距離歩行が困難な原因として，歩幅の左右差にもつながっている立脚相の際に「骨盤を中間位に保持することができない」（Trendelenburg現象）ことと，荷重がかかった際に出現する「疼痛」がブロックしている．歩行や立位に関してもさまざまな現象は出ているが，立脚中期の役割として安定した単脚支持[1]が求められており，疼痛なく骨盤を中間位に保持できるようになることが歩行獲得に向けて重要なポイントとなる．

c. 理学療法の介入プランと制約条件

　Trendelenburg現象については，歩行時にコントロールできるように「動作練習」の中で介助を加えながら修正を図っていく．疼痛に対しては，疾患に起因するものは「超音波（非温熱）」にて，深達性の効果を目的とした設定にて行う．

　制約条件として，動作練習に伴い関節に負担がかかることによる「疼痛増悪」である．

3-3. 機能・構造ユニット

a. 初期状態と理学療法目標

　　Trendelenburg 現象と疼痛については完全になくすことは難しいため，保険の営業に支障のない範囲まで軽減させることとした．また，筋力低下に対しては筋肥大による量的な改善より，動作において筋力発揮できることを目的に，神経系の賦活による動作の改善を目標とする．目標到達までの期間を神経系の要素を考慮して 4 週以内[2]とした．

b. 理学療法の標的

　　Trendelenburg 現象が生じる原因として，関節の負担軽減が図れていないため「杖の未使用」と「股関節外転筋力低下」がブロックしている．そして股関節外転筋力は股関節内転筋の筋力が低下していることにより，股関節を内転位に保持できないことが根本的な原因となっている．疼痛については，体幹筋力が低下していることにより腹圧が高められず，「骨盤後傾位」となってしまっている．そのことで骨頭の被覆率が低下[3]し，関節内圧が上昇したことで疼痛を誘発している．また，疾患に起因するものも一因となっている．

c. 理学療法の介入プランと制約条件

　　Trendelenburg 現象の原因となっている股関節外転筋の筋力低下に対して「筋力増強運動」を行う．疼痛の原因となっている「骨盤後傾位」は体幹筋力の「筋力増強運動」を行う．

　　加えて骨盤後傾位そのものをコントロールできるようにすることを目的に骨盤の前後傾練習も合わせて行う．杖の未使用に対しては杖の処方する．

　　制約条件として，股関節周囲筋の筋力増強運動においては関節に負担がかかることによる疼痛増悪に注意する．杖処方に関しては費用負担が発生してしまう．

文 献

1) 石井慎一郎：歩行の概要. 動作分析 臨床活用講座，メジカルビュー社，東京，172，2013
2) 津田英一：筋力増強の理論. Jpn J Rehabil Med 54：740-745，2017
3) 新小田幸一ほか：変形性股関節症のバイオメカニクスと ADL 指導. PT ジャーナル 44：1073-1081，2010

（加藤研太郎）

第5章　疾患別の問題解決思考　2. 神経障害

1 被殻出血（血種除去術：急性期）

[典型モデル]

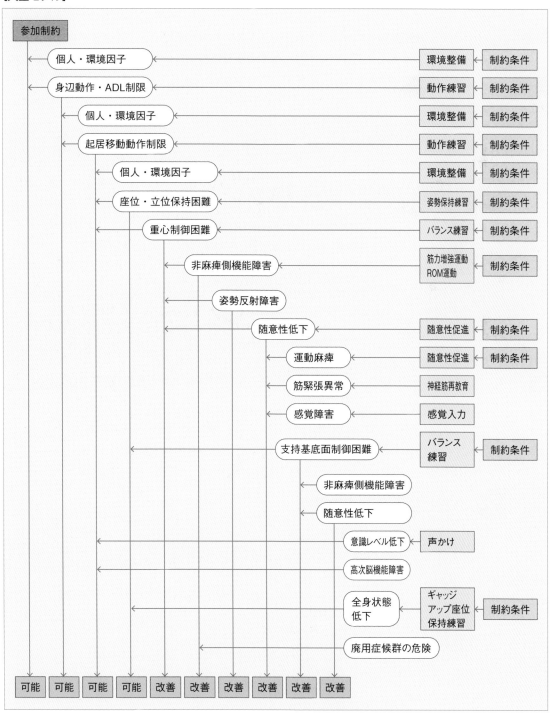

　　被殻出血の急性期においては，意識障害やバイタルサインの異常などに伴う医学的制限による参加制約および動作制限および姿勢保持困難が生じやすい．したがって，現時点での日常生活動作の問題は限定しにくく，基本動作制限では起居動作困難，座位保持困難が問題となる．それらの原因は，重心制御困難と支持基底面制御困難のいわゆるバランス能力低下である．機能障害は，随意性の低下で，その原因として錐体路障害による対側の運動麻痺，急性期での弛緩性の筋緊張異常，内包後脚障害に伴う感覚障害が一般的である．また，半側空間失認などの高次脳機能障害を伴う場合，起居動作や姿勢保持に影響する．

　　この時期の介入の目的は，回復期リハビリテーションへ移行するための早期離床であり，特に，血圧コントロールは重要となるため，医師と相談のうえ，バイタルチェックによるリスク管理を十分に行いながら，早期の座位獲得を目指す．また，廃用症候群の予防のため，麻痺側 ROM 運動，非麻痺側の筋力，ROM 制限に対する運動療法を実施する．

1　疾患の基本概念

1　急性期での病態・治療のまとめ

病　態	脳実質の血腫による損傷・脳血管，血液凝固能の異常による高血圧
主症状	弛緩性麻痺・感覚障害・同名半盲・対側共同偏視・意識障害
経　過	加齢や生活習慣に伴う動脈硬化により高血圧となり，穿通枝動脈（外側レンズ核線条体動脈）が破綻し発症． 発症時は「意識障害・頭痛・吐気」などの脳圧亢進症状と「片麻痺・共同偏視」などの局在神経症状が急性に出現，より重症感が強い． 出血により脳実質が損傷し，血腫除去後も症状は完成，後遺症も重篤なものとなりやすい．
手　術	血腫除去術・脳室ドレナージ（脳室穿破の場合）
リスク	血圧上昇による再出血・起立性低血圧・姿勢保持時の転倒・活動性低下による廃用症候群
本期としての特徴	血圧・呼吸など全身状態の低下，またはそれに伴う医学的制限 弛緩性麻痺・筋緊張低下による姿勢保持困難と起居動作困難 廃用症候群の可能性

2　必須となる情報収集項目

情報の種類	項　目
基本情報	年齢・性別・社会的背景・バイタルサイン・JCS
画　像	CT・MRI・胸部 X 線
生化学データ	アルブミン・肝機能（AST・ALT・LD・ALP・γGT）・CK・総コレステロール・血糖・ヘモグロビン
手術記録	血腫量，血腫伸展方向
ADL 関連	病棟内での ADL・動作状況の確認・病前 ADL

　早期離床とリスク管理が重要となるため，それに伴うバイタルおよび全身状態の把握が必要となる．特に血圧は，脳卒中治療ガイドライン[1]より「140 mmHg 未満にて 7 日間維持する」こととされている．また，急性期においては脳循環の自動調整能が破綻していることが考えられ，急激な血圧の低下にも注意を払う必要がある．また，画像所見を確認することで障害部位に伴う症状を予測したり，生化学データにより脳出血の再発の因子や栄養状態も把握したりすることで，今後の座位保持練習や運動療法のプランを考えることに役立つ．

❸ 制限を受ける動きの特徴

特徴的な現象	失語（優位半球障害）・半側空間無視，病態失認（劣位半球障害）バランス能力低下
麻痺側半身	運動障害・感覚障害・弛緩性の筋緊張異常・立ち直り，保護伸展などバランス反応低下
ADL	ADL 全般・起居移動動作・姿勢保持（座位・立位）

　被殻は，大脳基底核の構成要素である．淡蒼球の外側に位置し，尾状核の吻側と多数の灰白質の小さな橋にて結合されており，この 2 つを合わせ線条体という．線条体は，大脳皮質，特に前頭葉運動領域，すなわち Brodmann 第 4 野，第 6 野からの線維を受けている．さらに，視床の中心内側核を介し小脳および中脳網様体からの投射（皮質橋小脳路），そして，黒質からドパミン作動性のインパルスを受けている．線条体からの遠心性線維としては，淡蒼球の内側部分へ向かう直接路と外側部分へ向かう間接路がある．直接路からの刺激は，大脳皮質に対し総体として興奮性に働き，一方，間接路からの刺激は抑制性に作用している．大脳基底核の主な機能は，運動開始とこれの促進作用である．それと同時に運動遂行を円滑に行うための不随意的な動作の抑制を行う．さらに，末梢から入力される固有のフィードバック機構により，実際に行われている運動と，大脳皮質にて形成された運動とを比較し，運動が理想的に遂行されるように調整している．

　大脳基底核の機能は，随意運動の調整であり，必要な運動を必要なタイミングで選択的に発動させることに役立っている．また，感覚や情動，連合機能に関する情報など，運動の発現パターンに影響する情報を統合処理し，運動内容を決定していると考えられる．

　大脳基底核が障害されると，Parkinson 病のように運動開始，遂行が困難となる場合と，バリズム，Huntington 病，ジストニアなどのように不随意運動が増大する場合がある．この際，筋緊張は亢進または低下するなどの異常を伴うことが多い．

　被殻出血においては，内包に対し浮腫や血腫が及ぶことが多い．これに伴い，内包を通る投射線維が障害される．下行性の投射線維として，前頭葉運動領域（Brodmann 第 4 野，第 6 野）から投射される前頭橋路，錐体路（皮質核路，皮質脊髄路），さらに錐体外路（皮質網様体路，皮質赤核路），皮質橋小脳路がある．上行性の投射線維としては，視床から投射する視床脚があり，頭頂葉への投射は感覚入力を行う．

　これらの障害により，主症状である運動麻痺のみならず，筋緊張異常や姿勢調節障害など，運動の調整の障害も起こり得る．

④ 必須となる検査・測定項目

	検査項目
意識レベル	Japan coma scale（JCS）・Glasgow coma scale（GCS）
バイタルサイン	血圧・脈拍・呼吸数・SpO₂・体温・他覚症状
座位耐久性	「運動負荷を伴う訓練を実施するための基準」[2]を参考に，ギャッジアップ30°・45°・60°・80°・座位へと進める
麻痺側機能	Fugl-Meyer assessment（FMA）・stroke impairment assessment set（SIAS）・Brunnstrom recoverry stage（BRS）・ROM-T・疼痛検査・触診
筋緊張	modified Ashworth scale（MAS）・被動抵抗・空間位保持
平衡機能	平衡反応・立ち直り反射（座位・立位）
非麻痺側機能	ROM-T・筋力検査・深部腱反射検査
高次脳機能	線分二等分線テスト・行動性無視検査（BIT）・trail making test（TMT）
知能検査	改訂長谷川式簡易知能評価（HDS-R）・MMSE

　脳卒中治療ガイドライン[3]によると，脳卒中の評価では，病態，機能障害，能力低下（活動制限，ADL障害），参加制約の評価を，信頼性・妥当性が検証された評価尺度を用いて行うことが推奨されている．総合評価としてFMA，SIAS，機能評価としてBRSやMAS，そしてADL評価はFIMやBIが挙げられている．急性期の機能回復は脳の可逆性が関与しているといわれており，麻痺側機能に関しては，経時的な変化を観察していく必要がある．また，急性期においては，意識レベルの低下や全身状態の異常を伴いやすく，姿勢保持や運動，動作の実施など理学療法を実施する際のリスクとなるため，臥位だけでなく座位など体位変換時，運動を行った場合や，経過時間に伴い細かなモニタリングが重要となる．これらに伴いADLや基本動作の評価は，病態や全身状態に合わせて行っていくことが必要である．

　非麻痺側機能の評価は，廃用症候群の防止と今後の理学療法において残存機能として使用可能かを測るために行う．

⑤ 必須となるアプローチ

項　目	内　容
運動療法	ROM運動（全身）・筋力増強運動（非麻痺側） 姿勢保持練習（座位・立位での耐久性向上）・動作練習（起居動作・起立・移乗）・荷重練習（麻痺側）・バランス練習（座位・立位での静的，動的バランスの向上）・神経発達学的アプローチ（筋緊張の改善，随意性の向上）・ADL練習・車いす駆動練習
補装具	長下肢装具（立位保持練習用）・ナイトブレース（拘縮予防）

　脳血管障害の急性期においては，原疾患の管理，全身状態の管理，廃用症候群の予防が重要となる．

2 ユニットごとの特徴

1 参加ユニットの特徴

a. 初期状態と理学療法目標

- 脳出血は，一般に中年から高齢者に多い．したがって，参加制約は対象者の年齢における社会的役割や家庭での生活に関連したものである場合が多い．ただし，急性期における，医学的制限の影響や今後の回復状況の予測が困難な場合，また障害が重度の場合には，家庭生活への参加困難が参加ユニットの初期状態となる可能性が高い．

- また，年齢や重症度，家庭環境から退院後も自宅での家庭生活が困難となり，介護施設などへの入所となることもあり得る．そのような予後予測が困難な場合の初期状態は，"家庭生活困難？" となるであろう．

- もし，医学的制限が少なく，障害が軽症であり，就労している場合には就労困難，家庭内役割として主婦などの役割が遂行困難な場合には，主婦としての家庭生活困難が参加ユニットの初期状態となるであろう．

- 参加レベルの目標状態は，初期状態が解決された状態であるが，脳出血において，いったん損傷された中枢神経の回復は困難なため，参加ユニットの目標状態は，受傷前と同様とはいかないであろう．

- 年齢や障害の重症度，予後，家庭内での生活や役割，介護環境，家族の意向などを考慮し，動作や環境整備の条件を設定して目標状態を決定すべきである．

b. 理学療法の標的

- 脳出血急性期での参加ユニットのブロックは，参加制約が家庭生活困難であれば，家庭生活に必要な身辺動作のすべてがブロックとなり得るであろう．

- その場合，生命維持の観点から優先順位の高い ADL である，食事，排泄動作困難がブロックとなるかもしれない．

- ただし，急性期において，その時点で身辺動作の確認が行えず，予後予測を考慮しても，どの身辺動作がブロックとなるかを明確に決定することは困難な場合もあり得るであろう．その場合，ブロックは "身辺動作困難？" とし，症状や回復状況に応じ，再考することが重要である．

- 一方，軽症で，就労困難や主婦などの家庭内役割困難であれば，職業動作困難や通勤困難，家事動作困難などの，職業や家庭内役割に関連した内容となるであろう．

- また，環境因子において，一人暮らしなどや家族の仕事に伴い介助が十分に得られない場合などの家庭環境も制限因子となるであろう．

c. 理学療法の介入プランと制約条件

- 参加ユニットを制約するブロック（身辺動作や環境など）に対する介入プランでは，代償動作，行為の代替，役割の変更，環境的介入として人的あるいは物的な代償が一般的である．

- たとえば，家庭生活困難のブロックが食事や排泄動作困難であった場合，食事や排泄動作の代償動作の指導や練習，動作の介助，利き手の交換や自助具を使用するなどが介入

プランとなるであろう．

● 家庭内役割困難や就労困難のブロックが家庭環境や職場環境であった場合，家庭内役割の変更や職場内での部署の変更などが介入プランとなるかもしれない．

● 脳出血の急性期において，軽症である場合を除き，代償動作の練習や環境整備の実施は必ずしも重要ではなく，回復期の段階において参加ユニットのブロックが明確となってから修正することもあるかもしれない．

❷ 活動ユニットの特徴

2-1. 身辺動作ユニットの特徴

a. 初期状態と理学療法目標

● いったん損傷した中枢神経は，現在の医療では改善することは困難なため，身辺動作・IADLの目標も受傷前と同様というわけにはいかない．したがって，年齢や障害の重症度，予後，家庭内での生活や役割，介護環境，家族の意向などを考慮し，動作や環境整備の条件を設定して目標状態を決定すべきである．

● ただし，急性期において，予後予測を考慮しても，明確に目標を決定することが困難な場合があるかもしれない．症状や回復状況に応じ，再考することが重要である．

b. 理学療法の標的

● この目標への到達を阻害している原因を基本動作および姿勢保持に求めると，寝返りから歩行までの起居移動動作の障害が阻害因子となるであろう．

● 急性期においては，起立性低血圧などの影響も伴い，最初に座位保持困難がブロックとなる場合が多い．その後は段階的に，寝返り，起き上がり動作などの起居動作困難，さらに起立，歩行動作の移動動作困難および立位保持困難がブロックとなるであろう．

● また，移動動作として歩行が困難な場合には，車いす駆動での移動となるが，その際の移乗動作困難がブロックとなり，起立，立位，方向転換，着座動作困難が，その原因となり得る．

● 上肢活動の基本動作（リーチ，グリップ，リリース）の障害もブロックとなり得る．

● 環境因子も身辺動作を制限する因子になり得る．たとえば身辺動作困難では，食事，排泄，入浴環境などがブロックとなり得る．

c. 理学療法の介入プランと制約条件

● 身辺動作を制限する因子（基本動作や環境）に対する理学療法の介入プランとして，姿勢保持困難に対しては姿勢保持練習，基本動作制限に対しては基本動作の練習が一般的な方法である．現段階でのこれらの練習は，非麻痺側機能を優位に用いつつも，麻痺側機能も可能な限り使用し，麻痺側の回復を促す目的もある．

● 一方，環境因子に対する介入プランは，ギャッジアップベッドや杖，装具などの環境整備が考えられるが，これらは今後継続して使用するより，現時点で姿勢保持，基本動作練習を行う際の代償，また理学療法を行う際の機能面への介入も兼ねる．

2-2. 基本動作ユニットの特徴

a. 初期状態と理学療法目標

- 姿勢保持困難，基本動作制限を初期状態とした場合の目標状態は，それが自立した状態を想定しているが，脳出血などの中枢神経障害においては改善が困難であるため，受傷前と同様というわけにはいかない．
- 年齢や障害の重症度，予後，家庭内での生活や役割，介護環境，家族の意向などを考慮し，動作や環境整備の条件を設定して目標状態を決定すべきである．

b. 理学療法の標的

- 姿勢保持困難，基本動作困難な原因を機能・構造障害に求めると，重心制御と支持基底面制御が困難となっているバランス障害が挙げられる．これらの原因として，随意性の低下，高次脳機能障害，姿勢反射障害が考えられる．また，随意性低下は，脳機能の障害に由来する運動麻痺，感覚障害，筋緊張異常が原因であると考えられる．
- さらに被殻の損傷に伴い，運動や姿勢の調節が困難となっていることもあり得る．
- たとえば，起立動作が困難な場合，体幹および股関節を屈曲させて身体重心を前方にある足底部へ移動させることができなければ，起立動作の離殿および伸展相には移行できない．これは重心制御困難が基本動作を制限している例である．
- 一方，座位保持困難な場合，麻痺側体幹が抗重力位にて保持できなければ，背もたれなどがない場合，麻痺側へ転倒してしまうであろう．これは支持基底面制御が困難であるとともに，姿勢調節を不随意的に行う姿勢反射障害が原因かもしれない．
- 脳卒中の場合，麻痺側機能だけでなく，非麻痺側機能も重要である．急性期においては，廃用症候群に伴う非麻痺側機能低下の危険性があると考えられる．
- また，急性期においては，起立性低血圧など全身状態の低下に伴い長時間の姿勢保持や動作困難となる場合が考えられる．

c. 理学療法の介入プランと制約条件

- 姿勢保持，基本動作を制限する機能・構造障害に対する理学療法の介入プランとしては，脳損傷由来の機能障害に対して，運動療法や物理療法を用いて積極的に介入すべきであろう．
- 急性期における座位保持困難な場合は，座位保持練習を継続して行うことが重要である．
- 機能・構造障害に対する理学療法の制約条件は，意識レベルの低下や血圧自動調整機能破綻に伴う全身状態の異常，また合併症である心疾患や高血圧などが挙げられる．
- 一方，急性期においても廃用症候群の予防が重要であり，運動療法，物理療法が効果を有するであろう．

③ 機能・構造ユニットの特徴

a. 初期状態と理学療法目標

- 急性期における脳損傷に由来する機能障害は，改善することが多いため，基本的には"機能改善"であるが，予後予測や状況の変化に応じて再考し目標を決定していくことが重要であろう．
- 一方，廃用症候群による機能障害は，急性期において出現していない場合，初期状態は

廃用症候群の危険性となり，目標は"維持"となるが，病期の経過とともに廃用症候群がみられる場合には，"機能改善"となるであろう．

b. 理学療法の標的

- 随意性を低下させている運動麻痺や感覚麻痺，筋緊張異常，また高次脳機能障害，姿勢反射障害は脳損傷に由来するものである．
- 筋緊張異常は共同運動パターンに符合し，異常姿勢反射（STNR・ATNRなど）によっても影響を受けるであろう．
- 被殻出血の場合，姿勢反射障害や筋緊張異常の原因として，大脳基底核の損傷が由来する場合もあり得る．
- また，急性期における全身状態の低下の原因は，脳血管の自動調整機能の破綻であり，これも脳損傷に由来する．リスク管理を十分に行いながら，ギャッジアップベッドを用い，座位耐久性の練習も重要である．
- 廃用症候群による機能障害の原因は，筋の萎縮や関節周囲の軟部組織の短縮が挙げられる．

c. 理学療法の介入プランと制約条件

- 脳の損傷に由来する機能・構造障害に対する理学療法の介入プランは，運動療法や物理療法であろう．
- 筋緊張異常に対しては，弛緩性の場合には筋活動を促し，筋緊張を高めるのに対し，亢進している場合には，共同運動パターンや異常姿勢反射を抑制し，筋緊張を抑制することが重要である．
- 一方，廃用症候群による非麻痺側の筋萎縮に対しては筋力増強運動，関節周囲の軟部組織の短縮に関してはストレッチを行う．
- 全身状態の低下の原因である血圧の自動調整機能の破綻に対しては，バイタルのモニタリングを行うとともに，ギャッジアップおよび徐々に座位保持時間を延長していく．

3　症　例

1　症例情報

症例は，右被殻出血（左片麻痺）の70歳女性である．脱衣所にて倒れているところを家族に発見され救急搬送，即日入院となった．発症直後のMRI脳画像所見では，血腫量は25 mLで，内包後脚方向への伸展がみられた．現在，発症より4日経過，内科的治療が実施され，全身状態は落ち着いてきている．血圧は平均120/54 mmHg（臥位にて計測）にて安定しているが，ギャッジアップによる長座位保持20分にて，収縮期血圧が20 mmHg程度の下降がみられる状態である．その他のバイタルサインは若干の変動はみられるが，脈拍78～90回/分，SpO$_2$ 98～95％と安定している．医師より，血圧180 mmHg以下およびアンダーソン土肥の基準にてリスク管理を十分に行ったうえで理学療法を行うことが許可され，本日より，ベッドサイドにて理学療法開始となる．

問診および観察では，意識レベルはJCS I -2にて，若干の傾眠の場合が時折あるもの

の，基本的に清明で，声かけなどに対する受け答えは問題なく可能である．ただし，麻痺側からの声かけに反応がない場合がみられる．主訴は「何もできない状態」，Hope は「早く家に帰りたい」とのことであった．病前 ADL はすべて自立しており，調理や掃除など家事も一部行っていた．家族構成は，長男夫婦（農家）と孫娘（大学生）の4人暮らしである．キーパーソンは長男の妻で，家族の意向としては，「農繁期には日中，家に誰もいなくなるため，せめて一人でトイレに行けるようになってほしい」とのことであった．住宅は持ち家（2階建て）で，居室や生活導線は1階である．3年前に他界した夫が脳卒中を患っていたため，家屋改修を行いバリアフリー構造となっている．麻痺側上下肢の運動を指示しても上下肢とも自動運動は全く行えなかった．他動運動では，痛みもなく上下肢に大きな ROM 制限はみられないが，抵抗感が感じられず，弛緩している状態であった．また，触れられていることや動かされていることも感じていないようであった．

　病棟での生活状況は，看護師より聞き取りを行った．3病日にギャッジアップにて食事を行ったが，起立性低血圧が観察され，ほとんど摂食できない状況であり，経管栄養と点滴を併用している．その他の ADL はすべて介助を要しており，排泄は介護用紙パンツを使用している．

　次に動作および姿勢観察では，非麻痺側へ寝返るよう指示すると，頚部は右回旋運動が可能であるが，左側肩甲帯および体幹，骨盤帯が回旋してこない状態がみられ，動作は困難な状態であった．その際，左側上肢が残ったままとなっており，それに気づいていない様子がみられた．ベッド上端座位まで介助した際，肩甲帯，体幹の重みを感じたが，筋緊張の亢進による後方への抵抗感は感じなかった．端座位では，体幹は屈曲および左側屈，体幹が相対的に右回旋しており，上体が麻痺側前方へ倒れそうになるため，介助が必要な状態である．姿勢をまっすぐにするよう指導するほど，右側へ身体重心が変位し，体幹が重力に抗することは困難で，体幹を他動にて正中位に戻すことは可能だが，手を離すと元の状態に戻ってしまう状態であった．また，バランスを崩した際に，平衡反応，立ち直りはみられなかった．端座位となってから10分ほどで疲労を訴え，その際の血圧は100/54 mmHg であった．

　筋緊張を確認したところ，左上下肢，左側体幹とも空間位保持，抗重力位の保持が困難であり被動抵抗も感じなかったことから，筋緊張は弛緩していることが確認できた．動作時や座位保持の際にも，麻痺側の筋緊張の亢進はみられず，共同運動パターンおよび連合反応も出現していないことから，現時点での BRS は stage I と判断された．感覚検査では左側殿部，足底部の感覚（触覚）の鈍麻（2/10），また上下肢の関節運動位置覚にも鈍麻（0/5）がみられた．線分二等分線テストでは，中心より右に約3cm ずれていたことから，半側空間失認が確認された．非麻痺側上下肢の深部腱反射は正常で，筋力にも問題はみられなかった．

② 問題解決モデルの参考例

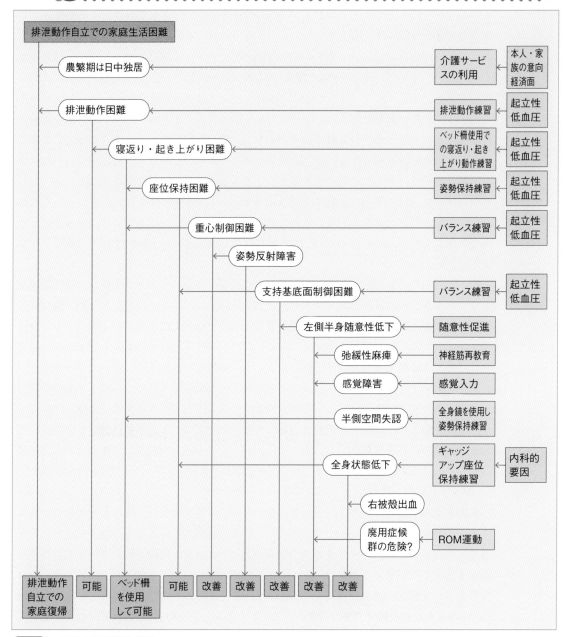

図1 症例の問題解決構造

③ 思考結果の参考例

3-1. 参加ユニット

a. 初期状態と理学療法目標

　　症例は入院中であり，病期を考慮し，家庭生活困難を初期状態とする．家族が農業を営んでおり，農繁期には日中独居となることから，家族の Hope にもあるとおり，排泄動作

自立での家庭復帰を目標とし，目標到達までの期間を3か月とした．

b. 理学療法の標的

　症例はほぼすべての身辺動作において介助が必要な状態となっている．そのため，病期も考慮すると，「身辺動作困難？」がブロックとなり得るが，今回，家庭復帰の際，排泄動作の自立が必要となることから，「排泄動作困難」がブロックとなる．そして，農繁期に「日中独居」となることが個人環境因子のブロックとなる．

c. 理学療法の介入プランと制約条件

　介入プランは，農繁期に独居となっても排泄動作が行えるよう，その時期の短期入所生活介護（ショートステイ）などの介護サービスの利用を検討してもらう．排泄動作に関しては，排泄動作を分解し，それぞれの動作，姿勢保持の練習を行う．現段階においては，座位保持練習を行い，その後の回復状況に応じて動作練習を行う．

　制約条件は，介護サービスを利用するにあたり，本人・家族の意向と，経済的負担と，起立性低血圧である．

3-2. 活動ユニット

a. 初期状態と理学療法目標

　家庭復帰の際，排泄動作が可能な状態が必要となるため，「排泄動作可能」が目標状態となる．今後の回復状況によっては，装具使用や環境整備を考慮した目標を設定する可能性もあるかもしれない．ただし，現時点では，活動ユニットの目標到達までの期間を決定することは困難である．

b. 理学療法の標的

　排泄動作が困難な原因は，下衣更衣動作困難，その際の立位保持困難，座位保持困難，トイレまでの移動困難が挙げられる．また，起居動作として，座位保持困難と，寝返りおよび起き上がり動作困難がブロックとなっている．起き上がり動作は，側臥位から座位姿勢に移行する動作であるため，起き上がり動作困難の原因として座位保持困難がブロックとなる．

c. 理学療法の介入プランと制約条件

　座位保持困難については，座位保持練習を行う．理学療法時にはベッド端座位にて，姿勢制御を促すとともに，バイタルサインを確認しながら姿勢保持時間の延長を図る．看護師と連携し，理学療法の時間以外にも，ギャッジアップを行う．寝返り・起き上がり動作については，動作開始前に麻痺側上肢を非麻痺側上肢にて持ち上げ，右方へ持ってくるようするとともに，麻痺側下肢の下に非麻痺側下肢を滑り込ませるように挿入し，寝返る際に右側へ移動させるよう指導する．これらの動作は繰り返し練習する．当初は，非麻痺側上肢にてベッド柵などを把持し，肘を屈曲しベッド柵を引くようにして寝返り，その後も非麻痺側上肢を使用して起き上がる練習を行う．

　制約条件は，身辺動作練習時と同様に起立性低血圧などの内科的要因である．

3-3. 機能・構造ユニット

a. 初期状態と理学療法目標

　いったん損傷した中枢神経は，現在の医療では改善することは困難なため，動作・姿勢

が，完全に元どおりになることは難しく，病期も考慮し，目標状態を，ベッド柵を使用しての寝返り・起き上がり動作が行えることとした．また，座位保持は，座位保持時間の延長とともに，食事や排泄動作の際，非麻痺側による上肢基本動作が必要となるため，それらを踏まえ，座位保持可能とした．目標到達までの期間を，起居動作を含め，2～4週間とした．

b．理学療法の標的

　寝返り・起き上がり動作困難な原因として重心制御が困難な状態があり，その原因として姿勢反射障害に伴うバランス能力の低下がブロックとなる．また，半側空間失認に伴い，左上下肢が残ってしまうことによる，パーツの重みもブロックとなり得る．座位保持困難については，支持基底面制御が困難な状態であり，その原因として左半身の随意性の低下，その原因として，錐体路障害による運動麻痺，弛緩性の異常筋緊張（弛緩性麻痺），血腫の後方伸展の影響である，表在および深部感覚障害がブロックとなる．また，半側空間失認も，座位の右側変位の原因となり得る．動作および姿勢保持に関して，脳循環の自動調節機能障害を含む全身状態の低下もブロックとなる．これら機能障害は，被殻出血に起因するものとなっている．また，活動性が低下している状況が継続した場合，非麻痺側機能および麻痺側のROM低下など，廃用症候群の危険性があるため，それもブロックとなるであろう．

c．理学療法の介入プランと制約条件

　基本的には，機能障害そのものに対しアプローチを行うのではなく，能力，すなわち動作や姿勢保持を組み合わせ，随意性の促進や耐久性の向上，また，活動性を向上することで非麻痺側機能，ROMの維持を行っていくことが一般的である．それと平行して，強調したい関節運動や筋活動は，個別に促していくことで，弛緩性の筋緊張の改善を図る．また，麻痺側上下肢は運動が困難なため，廃用症候群の危険性があることから，ROM運動を行うとともに，感覚入力を多くすることで，それに伴う反射を誘発することで筋緊張の改善や感覚経路の促通を図ることができるかもしれない．

　制約条件は，内科的要因である．

引用文献

1) 日本脳卒中学会 脳卒中ガイドライン委員会編：Ⅲ脳出血．2高血圧性脳出血の急性期治療，2-1 血圧の管理．脳卒中治療ガイドライン 2021，協和企画，東京，121-122，2021
2) 日本リハビリテーション医学会 リハビリテーション医療における安全管理・推進のためのガイドライン策定委員会編：第2章 運動負荷を伴う訓練を実施するための基準．リハビリテーション医療における安全管理・推進のためのガイドライン，第2版，診断と治療社，東京，24-58，2018
3) 日本脳卒中学会 脳卒中ガイドライン委員会編：Ⅰ脳卒中一般．2脳卒中急性期，2-4 リハビリテーション（1）評価．脳卒中治療ガイドライン 2021，協和企画，東京，43-45，2021

参考文献

・高木　誠ほか：第1章 脳卒中の基本知識．脳卒中，正門由久ほか編著，医歯薬出版，東京，1-185，2019
・佐藤房郎：臨床理学療法評価の進め方．脳卒中に対する標準的理学療法介入，第2版，潮見泰藏編，文光堂，東京，67-81，2017
・尾谷寛隆：脳血管障害の運動療法—早期．運動療法学 各論，第4版，吉尾雅春ほか編，医学書院，東京，110-123，2017
・山本幸夫ほか：被殻出血にみられる病態．PTジャーナル 50：625-631，2016

（鈴木裕治）

第5章　疾患別の問題解決思考　2. 神経障害

2 脳梗塞（薬物療法：回復期）

[典型モデル]

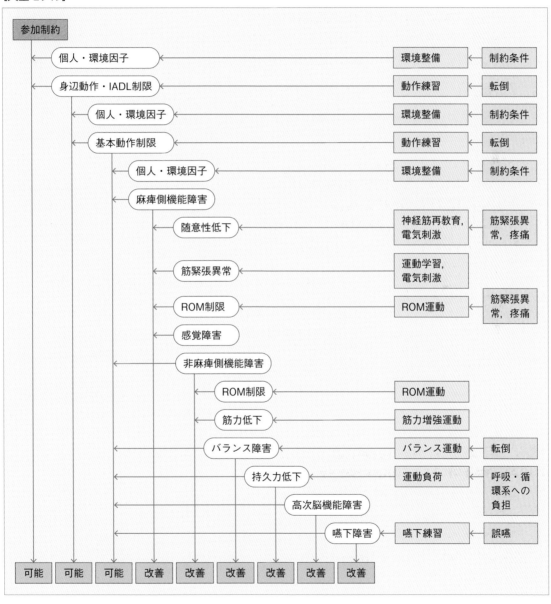

　脳卒中は脳血管の閉塞・破綻などにより，突然神経症状が発現した状態の総称である．血管の狭窄・閉塞などによる虚血性疾患と，血管の破綻による出血性疾患に分けられる[1]．虚血性疾患には脳梗塞，出血性疾患には脳出血，クモ膜下出血などがある．

脳梗塞では，脳動脈の狭窄や閉塞により灌流域の虚血が起こり，脳組織が壊死に至る．脳梗塞の急性期における医学的治療は，外科的治療と内科的治療に分けられ，外科的治療では血栓回収療法，内科的治療では血栓溶解療法や抗血栓療法などが行われる[2]．リハビリテーション医療は，脳梗塞の合併症および後遺症を防ぐために非常に重要であり，発症後早期から導入される．急性期では廃用症候群の予防，早期の ADL 向上を図り，回復期では，可及的速やかな社会生活への復帰を目指し，集中的に運動療法や ADL 練習を行う．生活期では回復した機能の維持，獲得能力の日常生活への反映などが目的となる．

　回復期は急性期を脱したのち最も回復が期待できる時期である．患者の病態を把握しリスク管理を行いながら，機能回復のメカニズムを念頭に置いた積極的な理学療法を展開する必要がある．

1 疾患の基本概念

1 回復期での病態・治療のまとめ

主たる臨床病型と病態	・アテローム血栓性脳梗塞：動脈硬化（アテローム硬化）により狭小化した脳動脈に血栓が形成され閉塞，または頚動脈などに発生したアテローム硬化部で形成された血栓が遊離し塞栓子となり脳動脈を閉塞 ・心原性脳塞栓症：心臓内血栓の一部が遊離し塞栓子となり脳動脈を閉塞 ・ラクナ梗塞：高血圧の持続により脳血管壁の変性が起こり閉塞
主症状	・意識障害 ・運動障害：対側の片麻痺，筋緊張異常など ・感覚障害：対側の感覚障害，痺れなど ・精神機能障害 ・高次脳機能障害：失語，失行，失認，半側空間無視など ・嚥下障害
好　発	・アテローム血栓性脳梗塞：中高年で動脈硬化の危険因子を有する人 ・心原性脳塞栓症：心疾患（非弁膜症性心房細動）を有する人 ・ラクナ梗塞：高齢者で高血圧を有する人
リスク	・再発：薬物療法，食事療法，脱水，血圧など ・合併症：糖尿病，心疾患，呼吸器疾患，整形外科疾患など ・意識状態 ・転倒，転落 ・誤嚥
本期としての特徴	・機能回復が最も期待できる時期 ・二次障害を予防し，可能な限り神経機能の回復を促す．

　脳梗塞では灌流域の虚血が起こり，脳組織が壊死に至る．障害部位によりさまざまな局所神経症状をきたし，意識障害・運動障害・感覚障害・精神機能障害・高次脳機能障害など多くの機能障害を複合的に呈する．

② 必須となる情報収集項目

情報の種類	項　目
医学的情報	診断名・障害名・現病歴・既往歴・合併症・治療経過・服薬状況
画像情報	CT・MRI
バイタルサイン	血圧・脈拍
家族関連	家族構成・キーパーソン・生活状況
職業関連	職業・通勤（移動）手段
ADL 関連	住環境・病前の日常生活状況（ADL，移動自立度，活動量）

　回復期は中枢神経損傷後の機能回復が最も期待できる時期である．限られた期間の中で適切な理学療法を十分な量実施し，成果を上げる必要がある．速やかな社会生活への復帰を目指し，生活状況を踏まえた詳細な情報収集が要求される．

③ 制限を受ける動きの特徴

特徴的な現象	・運動麻痺（片麻痺）
基本動作	・身体重心の制御不良による動作制限 ・筋緊張異常による不良アライメント姿勢が惹起する動作制限
座位，立位	・不良アライメントによる非対称姿勢 ・バランス障害による易転倒性
歩　行	・分回し歩行

　損傷部位による特有の機能障害だけでなく，運動にかかわる活動系・感覚系・認知系の相互作用のネットワークが多層的に障害されるため，複雑で多彩な障害像を呈する．

④ 必須となる検査・測定項目

	検査項目
運動機能検査	Br.stage（Brunnstrom recovery stage）・筋力検査・SIAS（stroke impairment assessment set）・FMA（Fugl-Meyer assessment）・MAS（moter assessment scale）・協調運動検査
感覚検査	表在感覚・深部感覚・複合感覚
筋緊張検査	modified Ashworth scale
反射検査	深部腱反射・病的反射
ROM	ROM-T
疼痛検査	NRS（numerical rating scale）・VAS（visual analogue scale）
バランス検査	FBS（functional barance scale）・FRT（functional reach test）
歩行能力検査	6 分間歩行テスト・TUG（timed up and go test）
ADL 検査	FIM（functional independence measure）・BI（Barthel Index）
高次脳機能障害	BIT 行動性無視検査日本版・標準注意検査法（clinical assessment for attention：CAT）

　　回復期は中枢神経損傷後の機能回復が最も期待できる時期である．限られた期間の中で適切な理学療法を十分な量実施し，成果を上げる必要がある．そのため，正確な病態把握が必要である．

⑤ 必須となるアプローチ

項　目	内　容
運動療法	神経筋再教育・ROM運動・基本動作練習・歩行練習・バランス練習・筋力増強運動・持久力向上運動
装具療法	下肢装具を用いた立位練習や歩行練習
物理療法	電気刺激療法・バイオフィードバック療法
ADL練習	要素的な動作（基本動作）のADLへの反映
生活指導（自主プログラム含む）	ADL要素としての基本動作練習・転倒予防

　　回復期における運動療法の目的は，正常な姿勢・運動機能を再学習することである[3]．姿勢・運動への誤った介入や不適切な環境により生じる過緊張・痛みなどの二次障害を予防し，可能な限り神経機能の回復を促す．その際，予後予測を重要な指標として活用していく．

2 ユニットごとの特徴

① 参加ユニットの特徴

a. 初期状態と理学療法目標

- 脳梗塞は，男女問わず中高年での発症が非常に多い[4]．したがって，対象者の参加制約はその年齢に応じた社会的役割に関連したものである場合が多い．
- 中年者では，就労困難，家庭内役割遂行困難などが参加ユニットの初期状態となることが多いであろう．
- 一方，高齢者や障害が重度である場合には，家庭生活への参加困難が初期状態となるかもしれない．
- 参加レベルの目標状態は初期状態が解決された状態である．近年は中枢神経損傷後の機能回復が言及されているが，その検証は十分ではない．ゆえに，参加レベルの目標状態を受傷前と同水準に設定することには困難を伴うであろう．
- それゆえ，目標の設定には，予後予測における最新の知見を反映させることが要求される．

b. 理学療法の標的

- 参加ユニットのブロックは，参加制約が就労困難であれば職種や通勤手段など職業に関連した内容に，家庭内役割遂行困難であれば家事など，対象者の役割に関連した内容に

なるであろう．

● 一方，高齢者や重症例で参加制約が家庭生活困難であれば，家庭生活に必要な身辺動作のすべてがブロックとなり得る可能性がある．

● また，環境因子も参加を制約する因子となり得る．たとえば，就労困難に対する職場環境や，家庭内役割遂行困難に対する家庭環境・住環境などが具体的因子として抽出される．

c. 理学療法の介入プランと制約条件

● 参加制約を惹起する身辺動作・IADL 制限への介入プランでは，症例特有かつ対象者固有な代償動作の練習，代替手段の導入などが，個人・環境因子への介入プランでは，人的あるいは物的な代償が一般的である．

● 就労困難のブロックが職種に起因する場合には，職業内容や配属先変更の提案などが介入プランとして検討される．これらの介入プランの制約条件には，対象者の障害受容や経済的変化，職場の理解などが挙げられる．

● 一方，高齢者や重症例ではほとんどの身辺動作に介助を要する可能性が高い．その際の介入プランは，介助者の候補選定から実際の介助方法指導，あるいは介護保険サービスの利用となるであろう．

● この際の制約条件として，家族内介助者の有無，家庭の経済状況，介護に対する意向などが介入プランに影響を及ぼすであろう．

❷ 活動ユニットの特徴

2-1. 身辺動作ユニットの特徴

a. 初期状態と理学療法目標

● 中枢神経損傷後の機能回復における検証は十分ではなく，身辺動作・IADL 制限を初期状態とした場合の目標状態においても，受傷前と同水準を設定することには困難を伴う．

● それゆえ，目標の設定には，予後予測における最新の知見を反映させることが要求される．

b. 理学療法の標的

● この目標への到達を阻害している原因を基本動作に求めると，対象者の IADL で要求される上肢活動の基本動作障害や，筋緊張異常による不良アライメント姿勢が惹起する動作制限が阻害因子となるであろう．

● 環境因子も身辺動作・IADL を制限する因子となり得る．身辺動作に困難さを伴う場合，住環境そのものがブロックとなり得る．同時に，IADL においては職場環境などがブロックとなり得る．

c. 理学療法の介入プランと制約条件

● 身辺動作・IADL を制限する因子（基本動作や環境）に対する理学療法の介入プランとして，基本動作制限に対しては機能回復のメカニズムを念頭に置き，その能力の可及的改善を図る．

● 同時に，残存機能を用いた代償動作練習も，一般的な方法として十分に検討される必要がある．重症例などでは，非麻痺側優位の動作が生活の質を高める例も少なくない．こ

の際の制約条件としては，転倒や不良アライメント姿勢の助長などが挙げられる．

- いずれにせよ，基本動作の獲得により活動の質と量を高め，さらなる治療効果につなげていく視点が必要である．
- 環境因子に対する介入プランとしては，補装具の導入や住宅改修など，住環境整備が挙げられる．この際の制約条件としては，経済的負担度が関与するであろう．

2-2. 基本動作ユニットの特徴

a. 初期状態と理学療法目標

- 基本動作制限を初期状態とした場合の目標状態においても，中枢神経損傷後の機能回復における検証は十分ではないため，受傷前と同水準を設定することには困難を伴う．
- それゆえ，目標の設定には，予後予測における最新の知見を反映させることが要求される．

b. 理学療法の標的

- 基本動作を制限している原因を機能・構造障害に求めると，中枢神経損傷に由来する運動障害・感覚障害・高次脳機能障害をはじめ，重症例では運動耐容能低下や顕著なバランス障害などが考えられる．
- しかしながら，基本動作を直接的に阻害している因子は，身体重心制御および支持基底面制御の関係であり，中枢神経損傷により両者の関係性が破綻した結果として，基本動作の制限が惹起されているかもしれない．
- 環境因子も基本動作を制限する因子となり得る．この場合，補装具などの未使用が挙げられる．

c. 理学療法の介入プランと制約条件

- 基本動作を制限する機能・構造障害に対する理学療法の介入プランとしては，中枢神経損傷後の機能回復メカニズムを念頭に置き，積極的に理学療法を展開する．実際場面では，根拠（evidence）を基に方法論が決定されるべきである．
- 制約条件としては，再発や転倒，合併症などが挙げられる．十分なリスク管理のもと，理学療法が提供されるべきである．

3　機能・構造ユニットの特徴

a. 初期状態と理学療法目標

- 前述しているとおり，中枢神経損傷後の機能回復における検証は十分ではないため，理学療法目標を受傷前と同水準を設定することには困難を伴う．
- それゆえ，目標の設定には，予後予測における最新の知見を反映させ，機能・構造障害の改善を目指すべきであろう．

b. 理学療法の標的

- 機能・構造障害の原因は，中枢神経損傷に直接由来する一次障害によるものと，廃用性や誤用性といった二次障害が混在していると考えられる．
- 一次障害については，麻痺側機能障害や高次脳機能障害，嚥下障害などが挙げられ，二次障害については，著明な非麻痺側機能障害などが考えられるだろう．

- また，いくつかの機能障害が関連するものとしては，バランス障害や持久力低下が考えられるだろう．
- 高齢者や重症例では，特に二次障害を留意する必要があるかもしれない．

c. 理学療法の介入プランと制約条件

- 中枢神経損傷に由来する機能・構造障害に対する回復期理学療法の介入プランは，中枢神経損傷後の機能回復メカニズムを踏まえた積極的な理学療法が中心となるであろう．実際場面では，根拠（evidence）を基に方法論が決定されるべきである．
- 制約条件としては，筋緊張異常や疼痛，誤嚥のほか，再発や転倒，合併症などが挙げられる．十分なリスク管理のもと，理学療法が提供されるべきである．

3 症 例

❶ 症例情報

　症例は，右脳梗塞（左片麻痺）の52歳男性である．1か月前に職場（会社員，営業職）にて左上下肢の痺れを感じ，立位歩行が困難となったため救急車で急性期病院へ救急搬送された．頭部MRIにて右中大脳動脈領域に梗塞を認めたため即日入院，内科的治療を開始した．入院翌日よりベッドサイド理学療法を開始し，1週間後にリハビリテーション室での理学療法へ移行となった．今回，在宅復帰および職業復帰を目指したリハビリテーション目的で当院へ入院となった．

　入院時の所見は，左片麻痺（Br.stage 上肢Ⅰ，手指Ⅰ，下肢Ⅱ）があり，起き上がり動作は一部介助，座位は支持座位レベルであった．起立動作は非麻痺側に偏位し，介助がないと困難であった．筋緊張は麻痺側上下肢ともに低く，MAS 0であった．感覚は，表在・深部感覚ともに重度鈍麻，高次脳機能障害は，左半側空間無視，左身体失認が認められた．運動麻痺と感覚障害が著明であり，座位の姿勢アライメントは正中位を保てず，非対称性の不良姿勢を呈していた．また，左半側空間無視の影響で，日常的に左側へ注意が向きにくく，常に頚部が右側を向いており，また，左上下肢に対する認識も低かった．麻痺側，非麻痺側ともROM制限は認められず，支持座位では10分ほどで疲労を訴えた．非麻痺側筋力は上肢4，下肢MMT 3〜4レベルであった．病棟食事場面においては，皿の左半分をほとんど残すが，誤嚥は認められなかった．

　家族構成は，妻（49歳，専業主婦），長男（21歳，大学生），長女（17歳，高校生）であり，持ち家（2階建て）に同居している．1階は基本的にバリアフリー構造となっているが，玄関に段差がある．

　職場までの主な通勤手段は電車であり，乗り換えを含めて1時間程度を要する．職業内容は営業職であり，勤務中は自動車で移動することも多い．妻が専業主婦のため，収入面は症例が頼りである．生活費のほか，子供の学費のこともあり，早期の職場復帰を望んでいる．

② 問題解決構造の参考例

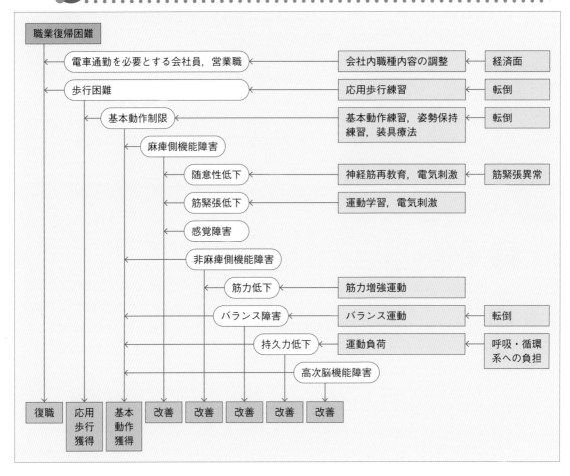

③ 思考結果の参考例

3-1. 参加ユニット

a. 初期状態と理学療法目標

　　症例は会社員であり，通勤手段として電車を利用している．また，業務内容が営業職であり，勤務中には自動車で移動することも多いため，「職業復帰困難」を初期状態とする．家庭背景より仕事の継続は必須であるため，予後予測をふまえて最終的な目標を「復職」とし，目標到達までの期間を5か月以内とした．

b. 理学療法の標的

　　症例は1時間程度の電車通勤を必要とする会社員であり，また営業職でもあることから，安全かつ耐久性のある移動手段の確保が課題となる．そのため，現状では「歩行困難」が直接のブロックとなる．さらに移動手段の確保を起因とする「電車通勤を必要とする会社員，営業職」という状況そのものが個人・環境因子のブロックとなる．

c. 理学療法の介入プランと制約条件

　　症例は電車通勤を必要とする営業職ということから，復職のためには安全かつ耐久性の

ある移動手段の確保が必須となる．介入プランとしては，電車通勤に耐え得る歩行能力を獲得するための「応用歩行練習」を行いたい．さらに，営業職から内勤への「会社内職種内容の調整」の提案などが現実的な対応となる．

　制約条件として，職種内容調整による「経済面」への影響と，早期復職のために退院を焦り，無理な自主練習による歩行中の「転倒」が考慮される．

3-2. 活動ユニット

a. 初期状態と理学療法目標

　参加ユニットにおいて直接のブロックである「歩行困難」を初期状態とし，復職のために必要とされる「応用歩行獲得」を目標とする．目標到達には予後予測を十分に活用する．

b. 理学療法の標的

　歩行が困難な原因として，現在の身体状況が挙げられる．起き上がり動作は一部介助であり，座位は支持座位が10分間保持可能な程度である．さらに座位の姿勢アライメントも正中位を保てず，非対称性の不良姿勢を呈している．ゆえに「基本動作制限」が直接のブロックとなり，基本動作の要素それぞれに課題解決が要求される．

c. 理学療法の介入プランと制約条件

　姿勢保持も含めた基本動作制限を解決し，目標である応用歩行獲得に向けて，基本動作の要素それぞれに対応する．起き上がりや立ち上がりなどの「基本動作練習」，また「姿勢保持練習」を行い，正常なアライメントの獲得と同時にその耐久性向上を図る．さらには「装具療法」を積極的に導入し，早期からの立位・歩行獲得を目指す．

　制約条件として，自室内での自主練習によるベッドからの「転倒」が考慮される．高次脳機能障害の影響も踏まえ，十分なリスク管理を行う必要がある．

3-3. 機能・構造ユニット

a. 初期状態と理学療法目標

　活動ユニットにおける直接のブロックである「基本動作制限」が初期状態となり，中枢神経損傷後に障害部位に応じて顕在化するその阻害因子（機能障害）が改善された状態を目標とする．目標到達には従前と同様，予後予測を十分に活用したい．

b. 理学療法の標的

　基本動作が制限されている原因として，中枢神経損傷後の機能障害が挙げられる．障害部位によりさまざまな局所神経症状をきたし，多くの機能障害を複合的に呈する．症例においては，「麻痺側機能障害」「非麻痺側機能障害」「バランス障害」「持久力低下」「高次脳機能障害」が基本動作獲得のブロックとなっており，その解決が求められる．

c. 理学療法の介入プランと制約条件

　麻痺側機能障害の原因となっている随意性低下や筋緊張低下に対しては「神経筋再教育」「運動学習」「電気刺激」を行い，その改善を図りたい．非麻痺側機能障害として現状では筋力低下が主な課題であることから「筋力増強運動」を行う．姿勢保持にかかわるバランス障害に対しては「バランス運動」を，また持久力低下にはバイタルサインを確認しながら「運動負荷」を調整する．左半側空間無視などの高次脳機能障害に対しては，代償的アプローチも含めたADLへの一般化を意識して行う．

文 献

1）医療情報科学研究所編：脳血管障害．病気がみえる vol. 7 脳・神経，第 2 版，尾上尚志ほか監，メディックメディア，東京，69，2017

2）梅木駿太ほか：脳血管障害（急性期）．理学療法アクティブ・ラーニング・テキスト 神経障害理学療法学，諸橋 勇ほか編，文光堂，東京，26，2021

3）野口大助ほか：回復期の運動療法．脳卒中理学療法の理論と技術，改訂第 2 版，原 寛美ほか編，メジカルビュー社，東京，339，2016

4）日本脳卒中データバンク運営委員会：「脳卒中レジストリを用いた我が国の脳卒中診療実態の把握（日本脳卒中データバンク）報告書 2020 年」．http://strokedatabank.ncvc.go.jp/f12kQnRl/wp-content/uploads/report2020_stroke.pdf（2021 年 8 月 15 日閲覧）

（小堺秀樹）

第 5 章　疾患別の問題解決思考　2. 神経障害

3 Parkinson 病（薬物療法：中度障害期）

[典型モデル]

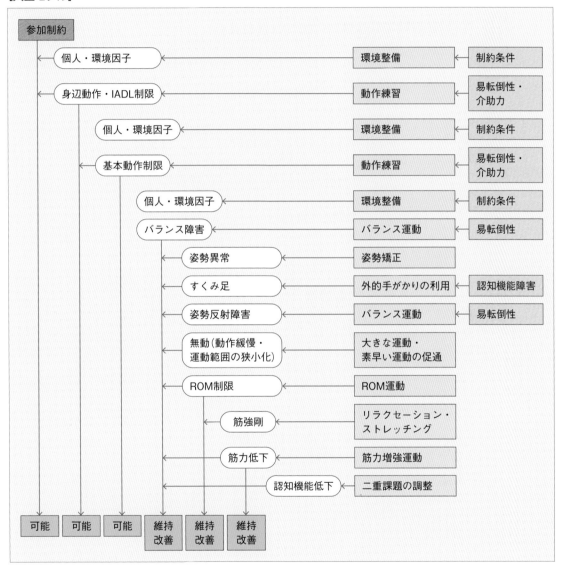

　　Parkinson 病の中度障害期（Hoehn & Yahr の重症度分類Ⅲ～Ⅳ）では，Parkinson 病の
症状が明らかになり，バランス障害による転倒の危険性や ADL の一部に介助の必要性が
生じてくる段階である．中度障害期の理学療法の主要な目的は，生活における自立度の維
持と二次的障害の改善と予防である．そのためには，患者の障害の特徴や程度と生活状況
を踏まえて，障害の進行を予測しつつ，改善できる可能性のある部分には運動療法を実施

し，改善が困難な問題については代償的な方法を導入したり，環境調整をしたりして，患者の自立度や家族・介護者の負担の軽減を図ることが必要である．また，高齢発症の疾患であるため，高齢者の特性を考慮して理学療法を実施する．

1 疾患の基本概念

1 中度障害期での病態・治療のまとめ

病　態	中脳黒質のドパミン産生細胞が変性・脱落し，線条体でのドパミンが欠乏する
主症状	運動症状：安静時振戦，筋強剛，無動，姿勢反射障害 非運動症状：自律神経症状，精神・認知障害，嗅覚障害，睡眠異常
経　過	50〜60歳代以降の高齢者に多く発症し，緩徐に進行する 40歳以下に発症する若年性 Parkinson 病もある
治　療	薬物療法（レボドパによるドパミン補充療法が中心） 外科的治療（脳深部刺激療法，定位的破壊術）
リスク	転倒
本期としての特徴	・無動や姿勢反射障害によるバランス低下がみられ，易転しやすくなる ・ADL の一部に介助が必要になりはじめる

2 必須となる情報収集項目

情報の種類	項　目
基礎情報	疾患経過・転倒歴
画　像	MRI（鑑別診断） MIBG 心筋シンチグラフィー・ドパミントランスポーター SPECT（補助診断）
生化学データ	栄養状態
治療記録	服薬状況・外科的療法の有無
ADL 関連	起居・移動動作，ADL 動作
環　境	生活環境・マンパワー

　Parkinson 病は進行性の疾患なので，疾患経過を把握することが重要である．中度障害期では機能障害がはっきりと現れ，ADL に一部介助が必要になりはじめるため，Parkinson 病の運動症状（安静時振戦，筋強剛，無動，姿勢反射障害），基礎的な運動機能（ROM，粗大筋力，運動耐容能，バランス能力），基本動作（寝返り，起き上がり，立ち上がり，歩行），ADL 動作を詳細に評価する．すくみ足や姿勢反射障害により転倒しやすくなるので，転倒に関する情報も欠かせない．

❸ 制限を受ける動きの特徴

特徴的な現象	前傾姿勢（腰曲がり現象・首下がり現象）・側弯・動作緩慢・運動範囲の狭小化・すくみ足・矛盾性運動（kinésie paradoxale）・wearing-off 現象・on-off 現象・小刻み歩行・加速歩行・二重課題遂行の困難
ADL	基本動作：動作緩慢，運動範囲の狭小化，体軸回旋の低下，バランスの低下 セルフケア：動作緩慢，運動範囲の狭小化，バランスの低下，巧緻動作能力低下

wearing-off や on-off 現象などの，症状の変動による動きの変化にも注意する．

❹ 必須となる検査・測定項目

	検査項目
Parkinson 病の症状・一次的機能障害	Unified Parkinson's Disease Rating Scale；UPDRS の Part. 1（精神機能・行動および気分），Part. 3（運動能力検査），Part. 4（治療の合併症）・筋緊張検査（筋強剛）・不随意運動（安静時振戦・ジスキネジア）・無動（すくみ足（freezing of gait questionnaire：FOGQ）・精神・認知機能検査（MMSE）
基本的運動機能検査	姿勢アライメント検査・ROM 測定・筋力検査・運動耐容能検査（6 分間歩行）・バランス能力(Timed up and go test：TUG, functional reach test：FRT, Berg balance scale：BBS)・UPDRS の Part. 3（運動能力検査）
起居動作能力	動作分析（寝返り・起き上がり・立ち上がり）
歩行能力	歩行分析・10 m 歩行テスト
ADL 検査	Barthel Index・FIM・UPDRS の Part. 2（ADL）

　Parkinson 病の運動症状（安静時振戦，筋強剛，無動，姿勢反射障害），基礎的な運動機能（ROM，粗大筋力，運動耐用能，バランス能力），基本動作（寝返り，起き上がり，立ち上がり，歩行），セルフケア動作を評価する．Parkinson 病の疾患特異的評価指標に，Unified Parkinson's Disease Rating Scale（UPDRS）がある．UPDRS の改定版として，MDS-UPDRS がある．症状に変動があるときは，on 時と off 時に評価する．

⑤　必須となるアプローチ

項　目	内　容
運動療法	リラクセーション・ROM 運動（全身）・筋力増強運動（抗重力筋，コア・マッスル）・姿勢矯正・バランス運動・起居動作練習・歩行練習
補装具	杖（L 字型の杖も含む）・ノルディック杖・歩行器
外的手がかり（外的キュー）	視覚（床に線を引く，L 字型の杖）・聴覚（音楽，号令，メトロノーム）・体性感覚（振動刺激，タッピング）などを与えることによる運動の誘発
生活指導（ホームプログラム含め）	Parkinson 病体操・身体機能維持のための自主練習・介助者への介助指導
環境調整	ベッドの導入などの動きやすい環境整備（手すり付きベッドの使用など）・転倒に対する環境整備（手すりの設置，家庭内の段差の解消など）

2　ユニットごとの特徴

①　参加ユニットの特徴

a. 初期状態と理学療法目標

- 中度障害期では症状が進んで動きにくくなり，転倒の危険性や ADL の一部に介助の必要性が生じてくるため，社会的役割や活動範囲の狭小化が起きる.
- 仕事上の制約，主婦業の制約，趣味活動の制約などが参加ユニットの初期状態となる.
- 進行性の疾患であるため，その時点での社会的役割や活動性を維持することが，理学療法の目標になる.

b. 理学療法の標的

- 参加ユニットのブロックには，仕事上の制約であれば通勤困難や職務遂行の困難，主婦業の制約であれば買い物・調理・物干しなどの遂行の困難，趣味活動の制約であれば外出の困難などが入る.
- 介助が必要な場合は，具体的な身辺動作や IADL，介助者の確保などがブロックに入る.
- 環境因子は参加ユニットを制限する因子として重要で，環境因子を変化させることで参加ユニットの目標を達成することも可能である.

c. 理学療法介入プランと制約条件

- 参加ユニットの理学療法介入プランは，活動ユニット，機能・構造ユニットの介入を総合したプランになる.
- 障害が重度なほど，代償的な介入や介助も含めた環境への介入が重要である.
- 認知機能低下が認められるときは，家族などによる見守り機能が重要である.

② 活動ユニットの特徴

2-1. 身辺動作ユニットの特徴

a. 初期状態と理学療法目標

- stage Ⅲでは身辺動作は自立しているが，IADL には見守りや介助が必要なときがある．
- stage Ⅳになると身辺動作にも介助が必要になる．
- 症状は進行するが，残存機能を有効に用いて身辺動作や IADL の自立度をなるべく維持する．
- 認知機能の低下があるときは，安全性を確保するために，早くから環境調整や見守りが必要になる．

b. 理学療法の標的

- 身辺動作ユニットの目標を達成するためには，寝返り，起き上がり，立ち上がり，歩行の維持・改善が標的になる．
- ベッドの導入，転倒予防のための手すりの設置などの環境因子や介助力の確保なども介入手段として有用である．

c. 理学療法介入プランと制約条件

- 寝返り，起き上がり，立ち上がり，歩行などの基本動作練習を行う．
- 起き上がり，立ち上がりが困難なときは上肢やベッド柵の使用，歩行が不安定なときは杖や歩行器などを使用する．
- すくみ足に対して，視覚，聴覚，体性感覚による外的手がかりの利用を試みる．

2-2. 基本動作ユニットの特徴

a. 初期状態と理学療法目標

- 初期状態として基本動作制限があるときは，その自立度の維持・改善が目標となる．
- 動作が小さく遅くなり，不安定になるので，より大きな動作，安定な動作が目標になる．

b. 理学療法の標的

- 患者の障害の特徴や程度に応じた動作方法を選択し，その動作方法を学習させることが動作の自立につながる．
- 動作練習の方向としては，より大きな運動，より速い動作を目標にする．
- 動作において，身体重心移動が不十分なために動作が実行できなかったり，不安定になったりすることが多いので，身体重心移動の大きさやタイミングに注意する．
- 動作練習を一定期間継続しても改善が認められないときは，どのような機能を補えば動作が自立するかを探り，その条件での練習を行う．

c. 理学療法介入プランと制約条件

- 問題となる動作を中心に，難易度を調整して動作練習を行う．
- 患者が恐怖感をもつと学習が妨げられるので，安心して練習ができる環境を設定する．
- 患者が適切に動作を実行しているかどうかを，患者自身がモニタできるような視覚，体性感覚を用いたフィードバックを工夫する．
- すくみ足の改善を目的として，外的手がかりの利用がある．
- 認知機能低下があるときは，運動学習が進みにくく，外的手がかりの使用も難しい．

●基本動作練習全般にわたり転倒に注意する.

③ 機能・構造ユニットの特徴

a. 初期状態と理学療法目標
●機能・構造障害の初期状態に対して,障害進行の抑制や改善が理学療法の目標になる.

b. 理学療法の標的
●二次的な機能障害の背景に全般的な活動性の低下があり,生活における活動性を高めることが重要である.
●ROM,姿勢アライメント,筋力の維持・改善は,基本動作障害の維持・改善の前提として重要である.

c. 理学療法介入プランと制約条件
●機能・構造障害に対しては,それぞれの機能・構造障害に応じた,高齢者を対象とする理学療法が行われる.
●筋強剛や無動などの一次的な機能障害の改善は困難であることが多い.
●ROM 制限,筋力低下,運動耐容能の低下,バランス機能障害など,二次的な機能障害または複合的な機能・構造ユニットは改善の可能性がある.
●動作練習の前に関節運動やストレッチングを十分行い,柔軟性を高めておくと,動作練習が行いやすくなる.

3 症 例

① 症例情報

　現病歴:73歳の女性.定年後の夫 (75歳) と 2 人暮らしで,バリアフリーのマンションの 8 階に住んでいる.6 年前に左手の振戦から発症し,神経内科で Parkinson 病と診断され,レボドパ剤の服薬を開始し,定期的に近医で外来受診をしていた.少しずつ症状は進行したが,自宅内の生活には大きな問題はなく,近所での買い物程度の外出は一人で行けていた.半年くらい前から症状に変動がみられ,服薬後3~4時間くらいたつと寝返りや起き上がりに時間がかかるようになった.また,姿勢が前かがみになり,歩行開始時や方向転換の際にすくみ足がみられるようになった.2 週間前に一人で買い物に出かけた際に,後ろから声をかけられて急に振り向いたときにバランスを崩して転倒し,腰を強打した.整形外科を受診し,骨折はなかったが骨粗鬆症を指摘された.痛み止めを処方され,自宅でしばらく安静にして経過をみるようにいわれた.腰の打撲痛は軽減してきたが,一人で歩くのを怖がり,トイレなどにも夫がそばで見守るようになった.日中はほとんど座って過ごしていて,外出も一人ではしなくなった.今回は,薬物の調整と理学療法による歩行機能改善を目的に入院した.夫に依存的な様子が伺え,院内での歩行は夫につかまって行っている.

　身長 152 cm,45 kg で内科的疾患は特にないが,便秘気味である.立位では前屈姿勢で,

やや左側屈もみられる．股関節，膝関節がやや屈曲し骨盤が後傾していて，後方重心の傾向がある．姿勢を正すように指示すると，前屈姿勢や下肢の屈曲傾向を正すことができるが，体幹の垂直位や股関節，膝関節の完全伸展まではできない．左優位に筋強剛がみられ，下肢の筋力は MMT で 4 程度である．歩行は近位で見守りレベルで，TUG は 13.5 秒，BBS は 45 点，MMSE は 28/30，UPDRS の Part. 3（運動能力検査）の結果は下記のとおりであった．

18. 言語	1
19. 顔の表情	1
20. 安静時振戦	左手のみ 1，他は 0
21. 手の動作時振戦	左右とも 0
22. 筋強剛	頸部 2，左上肢 2　右上肢 1，左下肢 2，右下肢 1
23. 指タップ	左右とも 1
24. 手の運動	左右とも 1
25. 手の回内回外運動	左 2，右 1
26. 下肢の敏捷性	左右とも 1
27. 椅子からの立ち上がり	1
28. 姿勢	2
29. 歩行	1
30. 姿勢の安定性	1
31. 動作緩慢と運動減少	2
Part. 3 の合計	27 点

❷　問題解決構造の参考例

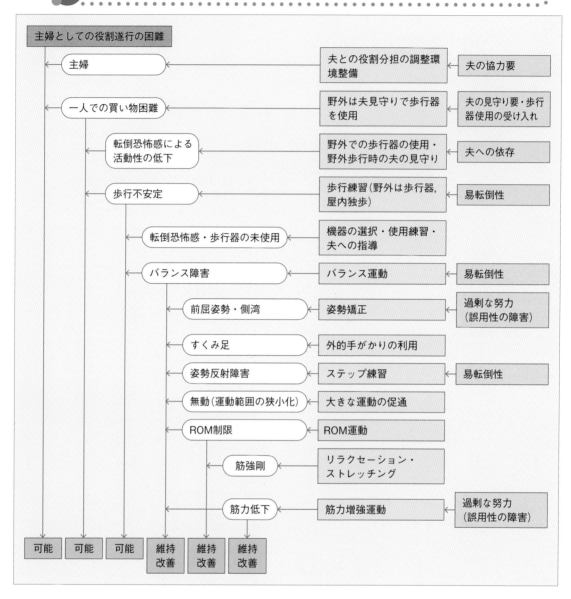

❸　思考結果の参考例

3-1.　参加ユニット

a. 初期状態と理学療法目標

　　買い物での転倒までは一人で買い物も行っており主婦業ができていたが，すくみ足など
のバランス低下に関する症状も出現しているので，一部見守りでの主婦業の継続を当面の
目標とし，目標達成までの期間を 1 か月とした．

b. 理学療法の標的

　　本症例は，疾患の進行に転倒を契機に活動性が低下したことによる廃用性の機能低下が

二次的な機能障害として加わり，歩行機能が低下している要素がある．また，転倒恐怖感が活動性低下のブロックになっていることから，安全性を確保したうえで，動作に対する自信をもたせることを目指す．

c. 理学療法介入プランと制約条件

　　介入プランでは，屋外歩行は買い物が中心になるので，買い物に便利で安定性のあるショッピングカーのような歩行器を検討し，夫に見守りの協力を求める．制約条件として，夫の協力が必要なこと，歩行器を使用することについての抵抗感，歩行器購入の負担があるかもしれない．

3-2. 活動ユニット

a. 初期状態と理学療法目標

　　主婦活動に結び付けるために，「屋外は見守りでの歩行器歩行」，「屋内は自立歩行」を目標とする．転倒から2週間たっており，進行性の疾患でもあるので，1か月を目標達成までの期間とした．

b. 理学療法の標的

　　転倒の危険性が少ない，安定した起居動作や歩行の獲得と維持のために，バランス能力向上を目的に動作練習を行う．歩行中に後ろから声をかけられたときに転倒しており，身体重心が後方にあるので，二重課題や身体重心位置にも注意する．

　　歩行器は，患者の身長や姿勢アライメントに適したものを選ぶ．屋外で使用するので，車輪の大きさや，ブレーキ機能などにも注意して歩行器を選択する．

c. 理学療法介入プランと制約条件

　　姿勢や身体重心の位置に注意しながら，安定な動作を目標に介入を行う．動作練習においても転倒恐怖感がブロックとなるので，恐怖感を与えないように動作の方法，介助量・動作の大きさ・動作の速度に注意して歩行練習などを行う．すくみ足が生じるようであれば，外的手がかりの利用も検討する．

3-3. 機能・構造ユニット

a. 初期状態と理学療法目標

　　廃用性の機能低下をきたしていると考えられる，バランス能力・筋力・ROM・運動耐容能などの基本的な運動機能の維持・改善を目標とする．

b. 理学療法の標的

　　安定した動作獲得のためにバランス運動を中心に運動療法を行う．その前提として，姿勢の改善，ROM や筋力の維持・改善が必要になる．

c. 理学療法介入プランと制約条件

　　骨盤後傾や下肢関節屈曲位の前屈姿勢があるので，下肢の最終域までの ROM 改善，骨盤運動などを行い，姿勢の改善を図る．筋強剛や無動などの一次的な機能障害の改善は困難で制約条件となるが，リラクセーションやストレッチングなどを十分行い，ROM 制限を予防する．また，動作練習の前にリラクセーションやストレッチングなどを行うことにより，動作練習が行いやすくなることもある．姿勢矯正や筋力増強運動の際に，患者に無理な努力を強いると筋緊張が高まったり，意図しない代償的な方法で動作をしてしまった

りして，誤用性の障害を起こすことがあるので注意する．

参考文献

・松尾善美編：パーキンソン病に対する標準的理学療法介入，文光堂，東京，2014
・岡田洋平：パーキンソン病（関連疾患として PSP を含む）．神経難病領域のリハビリテーション実践アプローチ，改訂第 2 版，小森哲夫監，田中勇次郎ほか編，メジカルビュー社，東京，154-191，2019
・松尾善美ほか編著：パーキンソン病の理学療法，第 2 版，奈良 勲監，医歯薬出版，東京，2020

（望月　久）

第5章　疾患別の問題解決思考　2. 神経障害

4 多系統萎縮症（薬物療法：生活期）

[典型モデル]

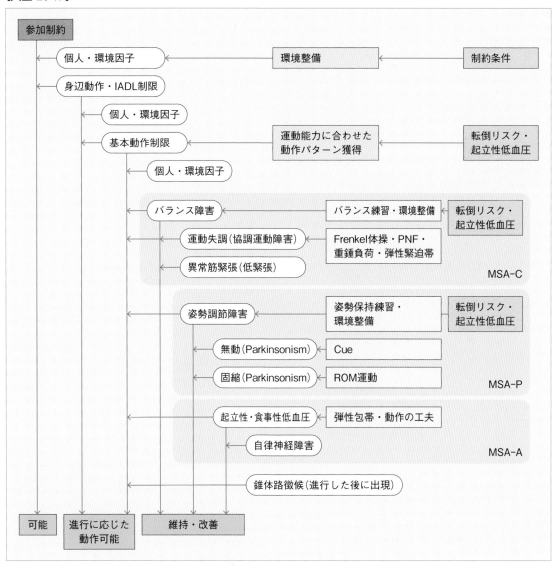

　　多系統萎縮症（multiple system atrophy：MSA）は，進行性のため，進行に応じた動作の獲得が重要となる．動作を障害する要因としては，運動失調，姿勢調節障害，Parkinsonism，自律神経障害などがある．運動失調（協調運動障害）は，小脳が障害されることで，筋活動のタイミングや強弱，スピード，持続性などを目的とした運動が障害される．姿勢調節障害は，姿勢保持時の足圧中心（center of pressure：COP）の動揺増加や姿勢反応障

表 1 SCD の分類

遺伝性の有無	疾患名
孤発性 （非遺伝性）	多系統萎縮症：オリーブ橋小脳萎縮症，線条体黒質変性症，Shy-Drager 症候群 皮質性小脳萎縮症
遺伝性 （常染色体優性遺伝）	脊髄小脳失調症（spinocerebellar ataxia：SCA） 　SCA-1，SCA-2，SCA-3（Machado-Joseph 病），SCA-6，歯状核赤核淡蒼球 　ルイ体萎縮症　など
遺伝性 （常染色体劣勢遺伝）	Friedreich 運動失調症，ビタミン E 単独欠乏性失調症，アプラタキシン欠損症

（文献 1 を基に作表）

　害がみられる．自律神経障害では，起立性低血圧が主として出現するため，転倒に十分な注意が必要である．脊髄小脳変性症（spinocerebellar degeneration：SCD）の分類を以下に示す（表 1）[1]．

　MSA は，オリーブ橋小脳萎縮症（olive-ponto-cerebellar atrophy：OPCA），線条体黒質変性症（striatonigral degeneration：SND），Shy-Drager 症候群を包括した概念である．それぞれ，小脳症状，Parkinsonism（錐体外路症状），自律神経症状がみられるが，進行すると同一の症状（上記 3 症状＋錐体路徴候）として現れる．MSA は，小脳症状が主体の MSA-C（MSA with predomination cerebellar ataxia），Parkinsonism が主体の MSA-P（MSA with predomination Parkinsonism），自律神経障害が主体の MSA-A（MSA autonomic form）に分類され，MSA-A は MSA-C や MSA-P と比べて早期に寝たきりになることが多い[2]．

1 疾患の基本概念

1 生活期での病態・治療のまとめ

病　態	小脳症状優位な MSA-C（オリーブ橋小脳萎縮症），Parkinsonism 優位な MSA-P（線条体黒質変性症），自律神経症状優位な MSA-A（Shy-Drager 症候群）に分かれる．発症初期は，各症状が出現するが，進行すると同一の所見となり，そこに錐体路徴候も加わる．
主症状 （発症時症状）	MSA-C：四肢の協調運動障害，酩酊歩行，体幹運動失調，構音障害など MSA-P：無動，筋強剛（固縮），小刻み歩行など*1 MSA-A：起立性低血圧，食事性低血圧，排尿障害，便秘など
経　過	MSA-C：進行に伴い，Parkinsonism，自律神経症状，錐体路徴候などが出現*2 MSA-P：進行に伴い，小脳症状，自律神経症状，錐体路徴候などが出現*2 MSA-A：進行に伴い，小脳症状，Parkinsonism，錐体路徴候などが出現*2
治　療	現在の医学では，MSA に対する根治療法は難しく，対症療法が中心となる． 【小脳症状】プロチレリン酒石酸塩（TRH 製剤），タルチレリン（TRH 誘導体） 【Parkinsonism】レボドパ（L-dopa）*3 【自律神経症状】ミドドリン（起立性低血圧），α遮断薬（排尿障害），ドロキシドパなど 【その他】リハビリテーションなど
リスク	転倒（小脳症状や起立性低血圧，食事性低血圧で顕著）
本期としての特徴	初期診断で，確定診断が難しく，進行による症状の変化や MRI 画像変化を考慮し確定診断をつけていく．患者ごとに，小脳症状・錐体外路症状・自律神経障害症状のどれが強く生じているかを評価し，それに適したアプローチを行う必要がある．進行すると症状が同一化することもおさえておく必要がある．

*1安静時振戦の出現はまれ．
*2発症時の症状と進行に伴い出現した症状を基に，MSA-C，MSA-P，MSA-A を診断していく．
*3反応性は低いが，発症初期に有効な場合がある．

2 必須となる情報収集項目

情報の種類	項　目
基礎情報	身長，体重，BMI，既往歴
画　像	MRI
問　診	主訴，Hope，Needs
医学的所見	医学的治療の方針
環　境	生活環境，家屋環境，家族構成

③　制限を受ける動きの特徴

MSA-C	何もない場所でつまずく，身体が思いどおりに動かない，運動の正確性低下
MSA-P	早期から四肢大関節・胸郭・足部などの ROM 制限を生じる（固縮），小刻み歩行の出現，無動
MSA-A	自律神経症状（起立性低血圧，食事性低血圧，発汗低下，排尿障害，Horner 症候群）が主，起立性・食事性低血圧により，起居移動動作の開始直後に転倒リスク

④　必須となる検査・測定項目

	検査項目
関節可動性	ROM-T
筋　力	MMT（体幹，四肢の大関節を中心に）
運動失調	変換運動，指鼻試験，膝踵試験，SARA（Scale for the Assessment and Rating of Ataxia）
筋緊張	modified Ashworth scale（MAS），触診，プレーシング 小脳症状：低緊張，Parkinsonism：筋強剛（固縮），錐体路障害：痙性
錐体路徴候	深部腱反射，病的反射
転倒リスク	Romberg 徴候，立ち直り反応，ステップ反応，保護伸展反応，BBS（Berg balance scale） FRT（functional reach test），TUG（Timed up and go test）
持久力	6 分間歩行（歩行が可能であれば），最大酸素摂取量
自律神経障害	血圧，脈拍
ADL	FIM, Barthel Index 起立移動に関連した基本動作，セルフケア
起居移動動作	動作分析：動作の自由度，動作の様式，特徴，不安定なポイントと支持基底面と身体重心の関係，動作のタイミング，動作中の筋緊張の変化など

　MSA に対する根治療法はなく対症療法が中心となるため，現在の ADL や身体機能の把握と，症状の把握が予後予測を行ううえでも重要となる．症状を把握するうえで，小脳症状・自律神経症状・Parkinsonism・錐体路症状それぞれを検査する必要がある．また，最大リスクは転倒であるため，バランス検査や持久力検査，動作分析を行い，リスク管理と治療の方向性を導き出すことが重要である．

⑤ 必須となるアプローチ

項　目	内　容
運動療法	ROM 運動（MSA-P は早期から），筋力増強運動（MSA-C の小脳症状や廃用症候群），バランス能力改善，持久力運動，基本動作練習，重錘負荷法，弾性緊迫帯法 神経筋促通法，呼吸トレーニング
物理療法	痙性や固縮に対し，筋緊張抑制目的の温熱療法または寒冷療法
ADL	ADL 指導，家屋改修，装具療法

　アプローチについても病期別で実施する必要がある．また，ROM 運動や筋力増強，バランス能力だけではなく，呼吸トレーニングや持久力運動など全身的なアプローチが必要になる．

2　ユニットごとの特徴

① 参加ユニットの特徴

a. 初期状態と理学療法目標

- MSA は SCD の孤発性で最も頻度が高く，中高年に多く発症する．したがって参加制約はその年齢での家庭内や社会的役割に関連したものが多い．
- 主婦であれば，家庭内での役割困難が，会社員であれば通勤困難や，職場での役割困難が初期状態になる．
- 障害が重度であれば，家庭への復帰困難となるかもしれないし，中等度であれば介助なしでの生活困難となるかもしれない．
- 一般的に参加レベルの目標状態は，初期状態が解決された状態となる．

b. 理学療法の標的

- 参加ユニットのブロックは，参加制約が，介助なしでの生活困難であれば，起居移動動作困難などの対象者の基本動作に関連した内容に，就労困難であれば，対象者の地域環境や職業など固有の役割に関連した内容となる．
- 環境因子も参加を制約する因子となり，家屋未改修などの家庭環境や，仕事内容などの職場環境がこれにあたる．

c. 理学療法の介入プランと制約条件

- 参加を制約する因子（基本動作や環境など）に対する介入プランでは，動作練習や代償動作練習，環境的介入など人的・物的双方からの介入を考慮する必要がある．
- 家屋の動線上に障害がある場合には排除する必要があるし，屋外での活動が難しければ補装具や移動手段の検討が必要となる．
- 重症例では，臥床期間が多くなるため，廃用症候群の予防や機能の維持が重要となる．
- 家庭の経済状況や，マンパワー，介助者の意向，職場や地域の状況などが制約条件として作用するかもれない．

② 活動ユニットの特徴

a. 初期状態と理学療法目標

- 前述のとおり，MSA では起居移動動作の制限が多くなる．起居移動動作が困難になることで身辺動作が遂行できなくなる．よって，MSA では基本動作困難が初期状態となる．
- 重症例では臥床期間が長くなり，より基本動作が困難となる．歩行や立位保持困難よりも座位保持困難が初期状態になる．
- 目標状態は，進行に応じた動作獲得となる．

b. 理学療法の標的

- MSA の活動レベルにおいて，目標への到達を阻害している原因の多くは，基本動作にある．
- MSA の場合，疾患ごとに症状が異なることを考慮しなければならない．
- MSA-C であれば，四肢の協調運動障害，酩酊歩行，体幹運動失調などにより歩行や立位保持など支持基底面が小さく，身体重心が高くなる動作が困難になると考えられる．
- MSA-P であれば，無動，筋強剛（固縮），小刻み歩行などにより，動作の緩慢や固縮による可動性低下がみられることで，寝返りや起き上がりに制限がでやすい．また，歩行開始時や方向転換時に転倒リスクが高まる．
- MSA-A であれば，起立性低血圧，食事性低血圧，排尿障害，便秘など自律神経障害がみられる．特に起立性低血圧は，起き上がり時や起立時にふらつきや失神を起こし得るだろう．

c. 理学療法の介入プランと制約条件

- 身辺動作を制約する基本動作に対する理学療法の介入プランとして，疾患ごとに機能構造への介入を行ったうえで動作練習を実施していく必要がある．
- 起居移動動作においては，人的な介入のみではなく，物的な介入も必要となる．
- また，家庭生活を行う場合には，同居家族（キーパーソン）に対し，介助方法や現状の機能・活動レベルについて伝えることも重要である．

③ 機能・構造ユニットの特徴

a. 初期状態と理学療法目標

- MSA において ADL を制限する直接的な原因は，MSA-C では運動失調，MSA-P では Parkinsonism，MSA-A では自律神経障害となる．対象者の症状をよく観察し把握することが重要となる．
- 機能構造レベルの問題で改善可能なものと不可能なものに分け，可能なものは改善，不可能なものは維持が目標となる．

b. 理学療法の標的

- 前述のとおり，MSA の初期は疾患ごとに機能構造障害が異なる．
- MSA-C では，起居移動動作を困難とするバランス障害が強く出現し，その原因は四肢，体幹の運動失調と低緊張となる．

- MSA-P では，姿勢調節障害が問題となり，その原因は Parkinsonism となる．
- MSA-A では，起立性，食事性低血圧が起居移動動作を困難とする．
- 進行すると，各症状は同一化され，さらに錐体路徴候までも出現し，より基本動作を制限する．

c. 理学療法の介入プランと制約条件

- MSA は，初発症状が異なり経過を追わないと確定診断がなされない．現在の症状と対象者の背景を十分に評価したうえで介入プランを考えていく必要がある．
- 典型モデルには，一般的な介入プラン[3]を記載しているが，画一的な治療方法は存在しないため，実際に対象者を治療する場合には，仮説と検証を繰り返し，治療の方向性を導き出す必要がある．そのためにも疾患の病態や特性を理解しておくことが重要となる．

3 症 例

1 症例情報

　症例は，60 歳女性である．職業はパート職．資源ゴミ回収工場で仕分け業を行っている．また，義母と息子夫婦と同居しており主婦業も担っている．小柄で痩せ型である．つまずきが多くなってきたため，神経内科病院を受診．多系統萎縮症（オリーブ橋小脳萎縮症）と診断される．その後，外来通院し服薬管理で自立した生活を送っていた．1 年が経過し，現在歩行は可能なものの，体幹動揺が増してきている．また，足部の接地位置が一定とならず，不安定性が強くなってきたため，本日より外来にて理学療法を開始となる．

　仕事は，立位でベルトコンベア上の資源物の仕分けを現在行っている．仕分けの際，掌握動作が遅れてしまうこと，移動時の歩行に困っている．また，家事における調理動作では包丁の操作に困っている．生計上問題はないが，本人は主婦業と仕事の継続を希望している．

　鼻指鼻試験では測定過大は認められるものの大きな動揺は現れていない．時間測定異常は左右とも手を握る動作が若干遅れる．踵膝試験では，左右とも運動の分解，測定過小，わずかな企図振戦が出現する．Romberg 試験では開眼時から動揺がみられ，閉眼でも大きく変わらない．下肢を浮かせ腕を組ませた座位バランスを評価する体幹動揺試験では，体幹に動揺を認めた．

　現在，自宅における環境整備や福祉用具の使用はしていない．包丁の操作は，硬い物を切るとき企図振戦がみられる．立位保持は動揺が若干あるが問題はない．

　MMT はいずれも振戦を認めるものの 5 レベルと問題はない．ROM 制限も特になし．また，懸振性の検査では筋緊張低下を認める．その他に，眼振・自律神経症状・Parkinsonism の症状は認めない．

② 問題解決構造の参考例

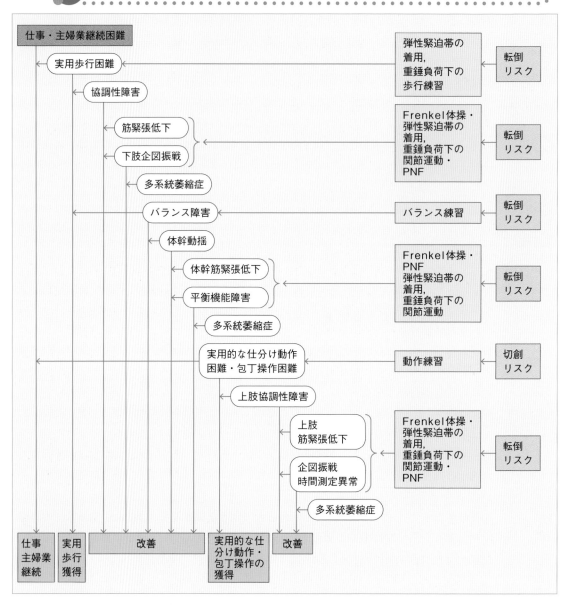

③ 思考結果の参考例

3-1. 参加ユニット

a. 初期状態と理学療法目標

　　症例の職業が仕分け作業ということ，主婦業を担っていることから，「仕事・主婦業継続困難」を初期状態とする．本人の希望と症例の一般的な経過を考慮して最終的な目標を「仕事・主婦業の継続」とした．

b. 理学療法の標的

　症例は広い工場内を移動するため，歩行の安全性の確保が必須である．そのため，「実用歩行困難」が直接のブロックとなる．また，仕分け作業や家庭での調理作業が必要なことから，「上肢仕分け動作困難・包丁操作困難」がブロックとなる．

3-2. 活動ユニット

a. 初期状態と理学療法目標

　工場内の移動が必要になることから，バランス面における安全性を確保した「実用歩行の獲得」を目標とする．また，仕事や主婦業から，「実用的な仕分け動作・包丁操作の獲得」を目標とする．

b. 理学療法の標的

　いずれも協調性障害により歩行の安全性低下，掌握動作・包丁操作の困難さにつながっている．歩行においてはバランス障害が直接関与する．

c. 理学療法の介入プランと制約条件

　歩行については，弾性緊迫帯の着用・重錘負荷下の歩行練習・掌握動作練習・包丁操作練習を行うことで体性感覚の情報量を向上させ，感覚のフィードバックによる運動制御を促す．外部受容器フィードバックと自己受容器フィードバックの両者が統合されながら誤差のラベリングを行い，運動プログラムを作成していく[4]．集中的な介入が有効とされており，1～2時間/日×3～7回×4週間という報告もある[5]．制約条件としては，歩行中の転倒リスク・包丁操作の切創リスクである．

3-3. 機能・構造ユニット

a. 初期状態と理学療法目標

　協調性障害に関与している筋緊張の低下・企図振戦・バランス障害・平衡機能障害・時間測定異常の改善を目標とする．

b. 理学療法の標的

　協調性障害は企図振戦・筋緊張の低下に起因する．上肢においては時間測定異常にも起因する．また，歩行時のバランス障害は特に体幹筋の筋緊張低下が関与し，加えて平衡機能障害も要因となっている．

c. 理学療法の介入プランと制約条件

　企図振戦・筋緊張の低下・時間測定異常に対しては，弾性緊迫帯の着用・重錘負荷下の関節運動を実施する．歩行練習同様に感覚のフィードバックによる運動制御の向上・筋緊張の改善を図る．バランス練習は Frenkel 体操や四つ這い～膝立ち～座位～立位と段階的に進めていくプログラムを実施する[6]．また，PNF により神経筋の促通を図る．制約条件は転倒リスクである．

文献

1) 医療情報科学研究所編：脊髄小脳変性症（SCD）．病気がみえる vol. 7 脳・神経，第 2 版，尾上尚志ほか監，メディックメディア，東京，364-371，2017
2) 中城雄一ほか：脊髄小脳変性症（多系統萎縮症を含む）．神経難病領域のリハビリテーション実践アプローチ，改訂第 2 版，小森哲夫監，田中勇次郎ほか編，メジカルビュー社，東京，192-232，2019

3)　望月　久：脊髄小脳変性症・多系統萎縮症の病態と治療. ビジュアルレクチャー 神経理学療法学, 潮見泰藏編著, 医歯薬出版, 東京, 128-154, 2017

4)　大橋ゆかり：運動学習の臨床応用―課題と展望―. 理学療法学 35：202-205, 2008

5)　「脊髄小脳変性症・多系統萎縮症診療ガイドライン」作成委員会編：Clinical Question7-1 ①リハビリテーション-a. 理学療法 理学療法としてどのような練習を行うのがよいか, その効果は. 脊髄小脳変性症・多系統萎縮症診療ガイドライン 2018, 日本神経学会・厚生労働省「運動失調症の医療基盤に関する調査研究班」監, 南江堂, 東京, 258-259, 2018

6)　田辺三菱製薬株式会社：SCD・MSA リハビリのツボ. SCD・MSA ネット, https://scd-msa.net/rehabilitation/（2021 年 8 月 16 日閲覧）

（笹川健吾・長谷川　諒）

第5章　疾患別の問題解決思考　3．内部障害

1 慢性閉塞性肺疾患（保存：回復期）

［典型モデル］

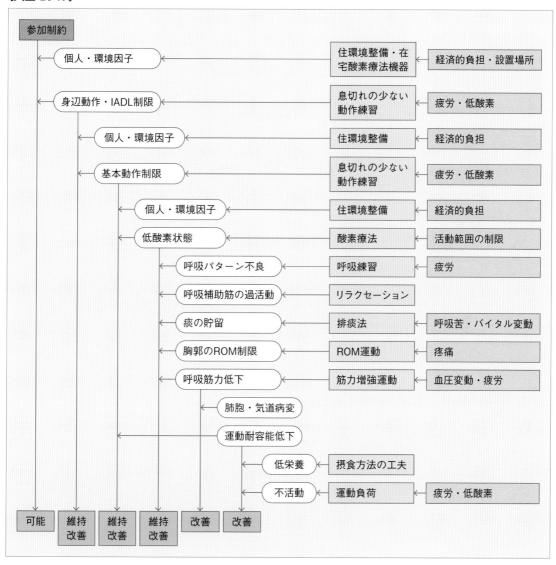

慢性閉塞性肺疾患においては，肺胞壁の破壊と末梢気道の狭窄により呼吸困難が生じ，慢性的な咳嗽や喀痰による不活動から廃用症候群となりやすい．加えて呼吸困難による摂食量減少から低栄養となりやすく，運動耐容能が低下につながりやすい．

　この時期の介入方法は，呼吸苦を軽減させるために呼吸補助筋のリラクセーション，効率のよい呼吸パターンの獲得，排痰による気道クリアランスの確保と筋力増強運動・ADL

練習などを通じた運動耐容能の向上させることが主となる．炎症による全身消耗性の疾患であるため，疲労への配慮が必要となる．

1　疾患の基本概念

1　回復期での病態・治療のまとめ

病　態	タバコ煙を主因とした肺の炎症性疾患・肺の伸展性が上昇し，呼気時に気道が閉塞 ・気腫型：肺胞壁の破壊と肺胞腔の拡大 ・非気腫型：気道閉塞（粘液分泌増加と平滑筋の肥厚）
主症状	労作性呼吸困難・慢性的な咳・喀痰
経　過	緩徐に進行
薬物療法	気管支拡張薬（吸入薬）
リスク	気道感染による急性増悪・体力を消耗する疾患・低酸素血症・心疾患を合併しやすい
本期としての特徴	・呼吸困難が主症状となり，それに伴う不活動から廃用症候群や摂食量減少による低栄養や易感染性をきたしやすい ・末梢気道病変による咳や痰も多い ・重症化すると在宅酸素療法（HOT）の導入を検討する

　慢性閉塞性肺疾患（chronic obstructive pulmonary disease：COPD）は肺気腫と慢性気管支炎の総称[1]である．日本では中高年男性の気腫型が多い．労作時呼吸困難は呼気時の気道閉塞や肺の弾性低下による空気の捉え込み現象（エアートラッピング）[2]が生じ，肺が動的に過膨張な状態になることで誘発されている．

2　必須となる情報収集項目

情報の種類	項　目
基礎情報	BMI・病期・喫煙歴・Brinkman 指数
画　像	X 線（肺野の透過性亢進・ブラ・横隔膜の平坦化）
呼吸機能検査	フローボリューム曲線（1 秒率 70％未満・下に凸の形状） 病期分類（%$FEV_{1.0}$による）
生化学データ	動脈血ガス・栄養状態（総蛋白・血清アルブミン・プレアルブミン）
ADL 関連	息切れによる ADL 制限の程度・食事の摂取状況・睡眠状況
環　境	家屋環境・自宅周囲の環境

　タバコが主因となるため喫煙に関する情報は必要となる．呼吸機能ではCOPDに特徴的な所見が得られるので収集しておく．息切れにより動作の遂行に制限を受ける．低栄養による免疫機能低下からの急性増悪のリスクが高く，運動耐容能低下にも直結する要素のため栄養状態の情報は重要度が高い．

③ 制限を受ける動きの特徴

ADL	・腹部を圧迫する動作（靴下着脱・排便など），上肢の反復動作（洗体・掃除など），上肢の挙上動作（洗濯物干しなど），呼吸を止める動作（食事・上着の着脱など） ・息切れや ATP 供給の減少により実施困難であったり時間がかかったりする ・上肢挙上位だと息切れが生じやすい

④ 必須となる検査・測定項目

	検査項目
フィジカルアセスメント	視診・触診・聴診・打診
息切れ分類	mMRC 質問票・F-H-J の分類
ADL 検査/QOL 検査	NRADL・P-ADL/HADS・SF-36
運動耐容能	6 分間歩行・CPX
身体機能	胸郭拡張差・呼吸筋力・四肢筋力

　呼吸状態を把握するためにフィジカルアセスメントは必須となる．息切れは主症状となるために程度を把握する．ADLは呼吸器疾患に特化したものを用いるとよい．運動耐容能は低酸素血症によるものか下肢筋力によるものかの鑑別が必要である．その他に筋力を中心に身体機能を評価しておく．

⑤ 必須となるアプローチ

項　目	内　容
運動療法	コンディショニング・リラクセーション・四肢の筋力増強運動・全身持久力運動・ストレッチ・排痰
呼吸練習	口すぼめ呼吸練習・腹式呼吸練習・自己排痰法 (active cycle breathing technic：ACBT)・呼吸筋トレーニング・パニックコントロール
ADL 練習	呼気のタイミングでの動作・負担の少ない動作方法練習
生活指導	禁煙指導・感染予防・栄養指導

　完治する疾患ではないため患者教育が重要となる．その上で換気の改善をするためのアプローチや運動耐容能の向上を図る．負担の少ない動作方法や疾患特性より呼気で動作を行うことをしっかり獲得させる必要がある．また，呼吸困難より不活動になり廃用症候群が進行するため，骨格筋の筋力増強と運動耐容能の向上も重要となる．

2　ユニットごとの特徴

1　参加ユニットの特徴

a. 初期状態と理学療法目標

- 慢性閉塞性肺疾患は，一般に中年から高齢者に多く，参加制約はその年齢の社会的役割に関連したものであることが多い．
- 中年層であれば就労困難や家庭内役割の遂行困難が参加ユニットの初期状態となる．
- 高齢者や重症例の場合には，家庭生活への参加困難が初期状態となりやすい．
- 参加レベルの目標状態は，初期状態が解決された状態であるが，年齢，疾患の進行程度，予後，家庭での役割，家族の介護力や意向を考慮して，決定すべきである．

b. 理学療法の標的

- 参加制約が就労困難であれば，そのブロックは通勤困難など対象者の職業に関連した内容となる．
- 高齢者や重症例で参加制約が家庭生活困難であれば，家庭生活に必要な身辺動作のうち，特に酸素消費が大きい動作（たとえば入浴など）がブロックとなりやすい．
- 家庭参加困難に対する家庭環境，就労困難に対する職場環境などの環境因子も制限となるので把握しておく必要がある．

c. 理学療法の介入プランと制約条件

- 一般的な介入プランとしては，代償動作の導入および環境的介入として人的あるいは物的な代償となる．
- 重症例ではほとんどの身辺動作に介助を要する可能性があり，家族による介助あるいは介護保険サービスの利用となる．介護保険の特定疾患であるため，第2号被保険者でも介護保険のサービスを受けることができる．
- 制約条件としては，対象者の障害受容の段階や経済的負担，職場の理解が得られないなどであり，対象者や家族の介護に対する意向などが制約となることもある．
- 在宅酸素療法の機器導入や設置場所も環境要因の1つとして考慮しなければならない．

2　活動ユニットの特徴

2-1. 身辺動作ユニットの特徴

a. 初期状態と理学療法目標

- 参加ユニットのブロックが初期状態となっている．
- 身辺動作・IADLレベルの理学療法目標も，年齢，障害の程度，予後，家庭での役割，家族の介護力や意向を考慮して決定すべきである．
- 軽症例では"身辺動作・IADLの自立"となるであろうし，重症例では"維持"となることが多い．

b. 理学療法の標的

- 身辺動作ユニットのブロックである基本動作は，軽症例では歩行などの酸素消費量の多

い動作となることが多い．

● 重症例では寝返りや座位保持のような動作がブロックとなることもある．

● 身辺動作困難では入浴環境や排泄環境などが，IADL 制限では通勤環境などの環境因子がブロックとなり得る．

c. 理学療法の介入プランと制約条件

● 一般的な介入プランとしては，基本動作制限に対しては酸素消費量を少なくするような代償動作の導入などになる．ゆっくり歩行することや階段のかわりにエレベータを用いること，入浴動作であれば温度設定を低くし肩まで浸からないなどである．

● 制約条件としては，動作の遂行に伴う呼吸困難や疲労などになる．

● 環境因子に対する介入プランとしては，家具などの環境整備が挙げられる．

● この際の制約条件には，主に経済的負担となる．

2-2. 基本動作ユニットの特徴

a. 初期状態と理学療法目標

● 基本動作制限が初期状態となっている．

● 基本動作レベルの理学療法目標も，年齢，障害の程度，予後，家庭での役割，家族の介護力や意向を考慮して決定すべきである．

● 軽症例では"基本動作の自立"となるであろうし，重症例では"維持"となることが多い．

b. 理学療法の標的

● 基本動作を制限している原因である心身機能・身体構造障害において，直接的に阻害しているのは動脈血酸素分圧の低下となる．

● 人の動作に必要な力源は筋の収縮力である．筋の収縮には ATP が必要で，ATP の産生には栄養と酸素が必要である．したがって，動脈血酸素分圧の低下は ADL を制限する．たとえば長距離歩行が困難な場合，歩くために必要な筋に十分かつ持続的な酸素の供給がなされないため，筋は収縮力を発揮できず長く歩くことが困難となる．

● 日常の活動性の低下は廃用症候群をひき起こし，また廃用症候群が ADL を制限するという悪循環を形成する．

● 基本動作を制限する環境因子としては，住環境，職場や通勤環境などが影響していると考えられる．

c. 理学療法の介入プランと制約条件

● 一般的な介入プランとしては，酸素供給を向上することと酸素消費を節約する工夫となる．この一般的な方法は呼吸理学療法としてまとめられる．

● 環境因子についても酸素消費を節約する工夫が必要である．たとえば，起立動作において寝具を布団からベッドにするだけで必要とされる筋活動量は軽減される．

● 制約条件としては合併症である心疾患などが挙げられる．十分なリスク管理のもとに理学療法が提供されるべきである．

3　機能・構造ユニットの特徴

a. 初期状態と理学療法目標

- 心身機能・身体構造障害が初期状態となっており，基本動作を直接的に障害しているのは，低酸素血症である．
- 理学療法目標はその発生原因によって異なる．たとえば，痰の貯留による換気障害は改善が可能であるが，疾患の病態的な気道虚脱が原因の換気障害は改善が困難となる．
- 廃用症候群としての機能障害は，運動負荷によって改善が期待できるため目標状態は"機能の改善"となる．

b. 理学療法の標的

- 低酸素血症をひき起こしている原因は，換気障害と呼吸補助筋の過活動のためである．
- 換気障害は気道の虚脱，痰の貯留，胸郭の可動域制限あるいは呼吸筋力の低下が原因である．
- 摂食困難による低栄養状態も基本動作を制限する重要な要因である．
- 低栄養や不活動による廃用症候群（四肢筋力の低下や運動耐容能低下）の要素も大きな影響を与えている．

c. 理学療法の介入プランと制約条件

- 一般的な介入プランとしては，痰の貯留に対しては排痰法が，気道の虚脱に対しては口すぼめ呼吸のような代償的な方法になる．
- 呼吸補助筋の過活動に対してはリラクセーションや呼吸パターンの指導および練習を行う．
- 廃用症候群に対する理学療法介入プランは，運動負荷や活動性の向上で対処していく．
- 疾患特性上，長期間にわたって自己管理していかなければならないため，自主練習として行えるように指導していく必要がある．
- 制約条件としては，合併症によるものや低酸素血症や疲労などである．

3　症　例

1　症例情報

　症例は，肺気腫の 70 歳の男性で BMI 20.3 kg/m²ある．10 年前より階段昇降で息切れを感じ，2 年前に肺気腫と診断された．喫煙歴は 40 年と長く，Brinkman 指数は 800 である．3 日前に気道感染と発熱により入院し，薬物療法と酸素療法を受けていたが，全身状態が安定したため息切れ軽減と運動耐容能向上を目的に本日より理学療法開始となった．主訴は，「病棟内の歩行時と食事の際に息切れがする．楽にトイレや洗面所に行ったり，食事がしたい」とのことであった．現在，鼻カニューレにて 1 L/min で酸素投与中である．

　家族構成は妻（主婦 68 歳）と 2 人暮らしである．子供はなく，夫婦 2 人のみである．経済的には公務員年金を受けており問題ない．今回の入院前の生活は，息切れは時々感じるがゆっくり動くことで自立していた．趣味の囲碁クラブへは週に 4 回，徒歩（往復 1 km）

でゆっくりと通っていた．妻の希望は「前のように囲碁クラブに行けるようにしてあげたい」とのことであった．妻は運転できるが，本症例は普通免許を持っていない．住宅は持ち家の1戸建て（平屋建て）である．4年前に退職金でバリアフリーに改修している．

　院内での生活において，基本的なことは自身で行うことはできるが，息切れのため時間をかけてゆっくりか休憩を挟みながらでないと行えない．中でも食事と移動の際の息切れが強く，休憩を入れながら行わないと遂行が困難な状況であった．日中は病室にいることが多く，NR-ADL は動作速度 9/30，呼吸困難感 8/30，酸素流量 16/30，連続歩行距離 2.35/10 であった．生化学検査データにおいて，動脈血ガスの各検査値は pH7.43，$PaCO_2$ 39 Torr，PaO_2 57 Torr，HCO_3^- 22 mEq/L であった．栄養に関する検査値は総蛋白 5.2 g/dL，血清アルブミン 3.6 g/dL であった．X 線画像においては肺野の透過性亢進，横隔膜の平坦化が見られた．

　まず，歩行時と食事の際の SpO_2 をモニタした．病棟内での歩行で 88％，食事中が 87％であった．食事は息苦しさから全量摂取が困難で残すことも多かった．バイタルは安静時 134/72 mmHg，72 回/分であり，歩行後 152/80 mmHg，87 回/分に変動した．6 分間歩行距離は 352 m であった．呼吸困難感は mMRC3 であった．呼吸機能検査では，％肺活量 92％，1 秒率 58％であり，呼吸パターンは上部胸式優位で，頸部周囲の呼吸補助筋の過活動がみられた．痰の貯留は常にあり，自己喀痰は不十分である．四肢の ROM に著明な制限はないが，胸郭の柔軟性は低下している．下肢筋力は抗重力筋を中心に 3〜4 レベル，上肢は 4 レベルであった．症例は時々，息苦しさからパニックを起こすことがある．

② 問題解決構造の参考例

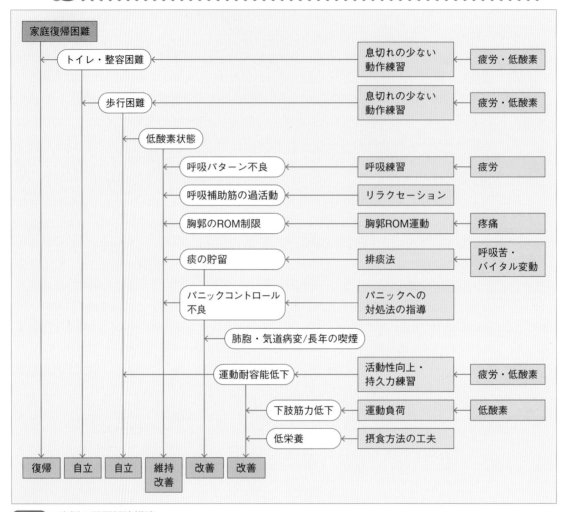

図1 症例の問題解決構造

③ 思考結果の参考例

3-1. 参加ユニット

a. 初期状態と理学療法目標

　　症例は退職後に家庭生活を送っていたが，COPD の急性増悪により入院生活を余儀なく
されている．初期状態としては症状が安定してきているとはいえ，家庭生活復帰するまで
には至っていないため，「家庭復帰困難」とする．理学療法の目標は急性増悪による一時的
な入院生活であるため，「家庭復帰」を目指す．期間としては COPD の平均在院人数[3]を参
考に1か月以内と設定する．家庭復帰後には囲碁クラブへの参加を目標として外来通院を
検討する．

b. 理学療法の標的

　　家庭復帰するためにも身辺動作の自立が必要であり，症例は多くの身辺動作が息切れに

より遂行が困難となっている．中でも ADL 上で頻度が高いトイレと社会参加をするうえでも整容は重要な要素であり，「トイレ・整容困難」が家庭復帰を阻害するブロックとなっている．

c. 理学療法の介入プランと制約条件

動作そのものが遂行できないわけではなく，排泄や整容を行うための動作時に息切れによる制限を受けている．そのため，介入プランは呼気時に動いたり，座って整容動作を行ったりなどの息切れを感じにくく，身体への負担の少ない方法での「動作練習」となる．

制約条件として，消耗性疾患であることと息切れを感じていることから「疲労や低酸素」に注意する必要がある．

3-2. 活動ユニット

a. 初期状態と理学療法目標

初期状態としては主としてトイレと整容動作が制限されており，家庭復帰するうえでも自立する必要がある．そのため，理学療法の目標としては「自立」を目指す．期間としては参加と同様に家庭復帰するまでの 1 か月と設定する．

b. 理学療法の標的

トイレと整容動作が制限されている主な原因は，その動作を行うためにその場に移動することが制限されていることによる．そのため基本動作の制限としては「歩行困難」となる．そして歩行困難となる主な原因は検査データより 1 型呼吸不全を呈しており，酸素化障害があるため，「低酸素状態」がある．加えてバイタル変動や 6 分間歩行距離，抗重力筋の筋力低下より「運動耐容能低下」も挙げられる．

c. 理学療法の介入プランと制約条件

介入プランとして歩行困難に対しては，息切れを感じにくい方法や身体への負担の少ない方法での「動作練習」となる．運動耐容能低下に対しては，「日中の活動性向上を図る」ことと「持久力練習」を行っていく．

制約条件として，消耗性疾患であることと息切れを感じていることから「疲労や低酸素」に注意する必要がある．

3-3. 機能・構造ユニット

a. 初期状態と理学療法目標

低酸素状態は主訴の主因となるため改善はさせていきたい．しかし完治する疾患ではないため，最低でも現状は維持する必要がある．そのため「維持・改善」を目標とする．運動耐容能低下は疾患に直接起因するわけではなく，二次的な廃用症候群が主な要因となるため「改善」を目標とする．退院までの 1 か月間に可能な限り改善を行うが，呼吸に関する部分を中心に外来での継続的なフォローは必要となる．

b. 理学療法の標的

低酸素状態の原因として，胸式優位で非効率的な呼吸パターンとなっていることと，長年の喫煙の影響があり「呼吸パターン不良」と「呼吸補助筋の過緊張」と「胸郭の柔軟性低下」がブロックとなっている．疾患に起因する要素として「痰の貯留」もブロックとなる．これらの原因としては病期分類Ⅱ期にあたる COPD によるものとなる．さらにはパ

ニック発作への対処法が十分でないことも個人因子として影響している．運動耐容能低下は息切れによる不活動から廃用症候群としての「下肢筋力低下」がブロックしている．さらに息切れによる食事制限および検査データより「低栄養」を呈していることもブロックとなっている．

c. 理学療法の介入プランと制約条件

　　介入プランとして，「呼吸補助筋のリラクセーション」や口すぼめ呼吸を含めた「呼吸練習」，「胸郭のROM運動」，「排痰法」を行うことで低酸素状態の改善を行う．加えてパニック時の対処法として，安楽姿勢や呼吸法などの「対処法の指導」を行い自己でコントロールする術を獲得してもらう．下肢筋力低下に対しては低負荷での筋力増強運動を行い，食事に対しては少量を複数回で摂取するなどの方法を行う．

　　制約条件として，耗性疾患であることと息切れを感じていることから「疲労や低酸素」に注意する必要がある．加えて徒手的な操作における「疼痛」の誘発に注意する必要がある．

文　献

1) 堀江　淳：症状・障害の理解．PT・OTビジュアルテキスト　内部障害理学療法学，松尾善美編，羊土社，東京，185，2016
2) 森沢知之：COPDの病態は？．最新理学療法講座　内部障害理学療法学，高橋哲也編著，医歯薬出版，東京，47，2021
3) 茂木　孝ほか：慢性閉塞性肺疾患の急性増悪による入院医療費とこれに関与する因子の検討．日呼吸会誌44：787-794，2006

（加藤研太郎）

第5章　疾患別の問題解決思考　3. 内部障害

2 心筋梗塞（PCI：急性期）

[典型モデル]

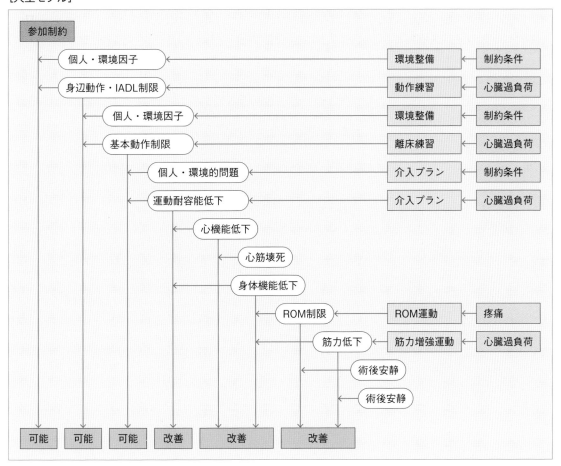

　心筋梗塞の急性期において，治療の中心は手術後の医学的管理であり，運動耐容能の低下による活動制限・参加制約が生じやすい．心臓のポンプ機能が障害されること，術後の安静による筋力などの身体機能の低下が主な原因である．

　この時期の介入方法は，早期離床を目的とした動作練習，筋力などの身体機能の維持向上が中心となる．動作や運動療法時には心臓への負荷を伴うため注意しなければならない．

1 疾患の基本概念

1 急性期での病態・治療のまとめ

病　態	心臓に血液を供給する冠動脈が血栓により閉塞し，心筋が壊死する動脈硬化が背景にある
主症状	30 分以上続く前胸部の絞扼痛・冷汗・悪心・呼吸困難・不安感
経　過	急激に発症し，早期に治療を行い再灌流できた場合は予後良好である．その後は，薬剤の内服治療にて再発予防を行う．治療が遅れた場合は致命的な状態となりやすい.
手　術	経皮的冠動脈形成術（percutaneous coronary intervention：PCI） 冠動脈バイパス術（coronary artery bypass grafting：CABG）
リスク	疾患：心破裂・心源性ショック・不整脈
本期としての特徴	・疾患に対する医学的治療が優先される ・術後管理のため薬剤投与やドレーンにより活動が制限される ・術創の疼痛や不活動からデコンディショニングになりやすい

2 必須となる情報収集項目

情報の種類	項　目
基礎情報	バイタルサイン（血圧・心拍数・呼吸数・血中酸素飽和度）・脂質異常症や高血圧などの既往歴・喫煙歴・肥満度（BMI）
画像・心機能データ	胸部 X 線・冠動脈造影・心電図・心エコー・心肺運動負荷試験
生化学データ	心筋逸脱酵素（クレアチンキナーゼ：CK）
手術記録	手術方法・バイパスとして採取した血管の部位・術創
投薬状況	抗血小板薬・利尿薬・β遮断薬・ACE 阻害薬
ADL 関連	職業や家庭で要求される動作や動きと活動性
環　境	生活環境・職場環境

　　心臓にダメージを受けると全身に血液（酸素）が送れず，末梢の筋でも酸素を効率的に利用できず，長時間の活動が困難となる．1 日を通じて活動するためには，どの程度の運動耐容能が必要なのか判断するため，職業や生活に関する情報を詳細に把握する．また，心電図やエコーなどの心機能，生化学データ，手術記録，投薬状況を把握することもアプローチを考えるうえで有用となる．心肺運動負荷試験のデータは運動処方を行う際に重要な情報となる．

3 制限を受ける動きの特徴

特徴的な症状	胸痛・動悸・呼吸困難・チアノーゼ・不整脈
全般的 ADL	術後のクリニカルパスに基づいた安静度により活動が制限
デコンディショニング	術後安静のため，運動耐容能や筋力などの身体機能が低下しやすい

④ **必須となる検査・測定項目**

	検査項目
バイタルサイン	血圧・心拍数・呼吸数・呼吸パターン・SpO_2・心電図モニタ
持久力（耐久性）検査	座位・立位・歩行
筋力検査	握力・粗大筋力（可能な範囲でのMMT）
ROM-T	スクリーニング
ADL検査	Barthel Index・FIM

　心臓の状態を把握するため，バイタル測定は欠かすことができない．急性期では，早期離床に必要な各肢位・歩行の耐久性を検査する．検査測定実施中も心電図モニタを用い心負荷の指標とする．ROMや筋力などの検査については，術後管理の影響を受け肢位に制限を受けることも多く，スクリーニングにとどまる可能性も念頭に置かなければならない．

⑤ **必須となるアプローチ**

項　目	内　容
基本動作練習	起座・座位保持・起立・立位保持・歩行
持久力運動	座位耐久性・立位耐久性
運動療法	筋力維持向上運動・ROM運動

　急性心筋梗塞発症後1週間以内は，壊死した心筋の脆弱性が高く，心破裂や不整脈などの重篤な合併症を生じやすい[1,2]．各病院で設定されたクリニカルパスに基づき，安静度に合わせたアプローチを実施する．

2 ユニットごとの特徴

① **参加ユニットの特徴**

a. 初期状態と理学療法目標
- 心筋梗塞は中高年に多く，参加制約についてはその年齢の家庭内役割に応じたものや，仕事・社会活動に準じたものとなる．
- 仕事をしていればその業務や通勤，主婦など家庭内での役割や余暇活動への参加制約が初期状態となるであろう．
- 重篤な後遺症の場合には，家庭生活への参加困難が初期状態となるかもしれない．
- 心筋梗塞は，手術などの治療により心筋への再灌流が成功すれば，重篤な障害が残存することは少ない．したがって，参加ユニットの目標状態は発症前の個人環境因子を考慮した目標となることが多い．

b. 理学療法の標的

- 参加ユニットのブロックは，参加制約が主婦としての役割遂行困難であれば，そのブロックは炊事困難や買い物困難など対象者の役割に関連した内容に，職業復帰困難であれば業務内容や通勤など固有の役割に関連した内容となるであろう．
- 個人環境因子も参加を制約する因子となり得る．たとえば家事困難に対する同居者の状況などの家庭環境，仕事復帰困難であれば業務内容や通勤手段などの職場環境である．

c. 理学療法の介入プランと制約条件

- 参加を制約する因子（身辺動作や環境など）に対する介入プランでは，代償動作の練習や環境介入として人的あるいは物的な代償が一般的である．
- 家庭内役割として家事動作が困難な場合には，同居する家族や社会資源の導入，職場復帰困難であれば，配置転換や通勤手段の代替などである．
- 同居家族の有無や経済状況，仕事内容などが制約条件として作用するかもしれない．

❷ 活動ユニットの特徴

2-1. 身辺動作ユニットの特徴

a. 初期状態と理学療法目標

- 心筋梗塞は治療により再灌流に成功すれば，病前の活動レベルまで回復する場合が多い．そのため身辺動作・IADL制限を初期状態とした場合の目標状態は，病前に近い状態となるであろう．
- 手術後となる急性期では安静が余儀なくされ，薬剤の点滴やドレーンなどの医学的管理下に置かれている．そのため身辺動作はその許容範囲が初期状態となる可能性が高い．
- 後遺症が重篤な場合，個人環境因子を考慮して目標を決定すべきである．

b. 理学療法の標的

- この目標への到達を阻害している原因を基本動作に求めると，術後臥床状態からの離床動作，すなわち起居移動動作が阻害因子となるであろう．
- 医学的管理下で許された安静度にて可能な身辺動作ができないこともあり，これらのことがブロックとなり得る．

c. 理学療法の介入プランと制約条件

- 手術後の医学的管理下の環境や安静度に応じた身辺動作の練習が一般的な方法である．実際場面では，クリニカルパスに沿った活動レベルを用いていることが多い．
- 排泄動作などの場合，点滴やドレーンなどの取り回しを考慮した代償方法の練習が介入プランとなる．環境因子に対する介入プランとしては，移動に車いすを用いることや，ポータブルトイレを利用することが挙げられる．
- 心筋梗塞の急性期では心源性ショックを起こしやすく，心筋の脆弱性が高いため，心臓に対する過負荷が制約条件となる．

2-2. 基本動作ユニットの特徴

a. 初期状態と理学療法目標

- 基本動作制限を初期状態とした場合の目標状態は，身辺動作ユニットと同様な理由か

ら，それが自立した状態を想定できるであろう．

b. 理学療法の標的

- 基本動作を制限している原因を機能・構造障害に求めると，心機能障害と身体機能障害による運動耐容能の低下が考えられる．
- 心機能の障害は，肺循環と体循環のバランスが破綻することにより，全身に酸素を供給できず一定時間の動作を制限するであろう．
- 身体機能の障害は，術後の活動性の低下により筋力やROMに二次的な問題を生じさせ，起座・起立などの抗重力活動を制限することが考えられる．

c. 理学療法の介入プランと制約条件

- 基本動作の制限に対する介入プランとしては，臥床している状態からの段階的な離床動作が一般的な方法である．実際場面では，身辺動作ユニットと同様，クリニカルパスに基づき許容範囲内での実施となることが多い
- 臥床による二次的な筋力やROMなど身体機能の低下に対しては，運動療法が一般的な方法となる．
- 活動ユニットと同様に心臓に対する過負荷が制約条件となる．バイタルチェックやモニタ心電図を用い，自覚・他覚症状にも注意を払わねばならない．

③ 機能・構造ユニットの特徴

a. 初期状態と理学療法目標

- 心筋梗塞においてADLを制限する直接的な原因は，心機能低下による運動耐容能の低下となる．医学的治療で手術が選択された場合は，臥床を伴った医学的管理下に置かれ，このことが身体機能を低下させる間接的な原因になりうる．
- 心筋梗塞の範囲などの重篤度，間接的には医学的管理を加味した身体機能が初期状態となることが想定される．
- 前述のとおり，再灌流に成功した場合には予後は比較的良好のため，理学療法は病前の状態を目標とすべきであろう．

b. 理学療法の標的

- 運動耐容能は，運動器に必要な酸素を供給するための心機能と，運動を起こすための力源となる筋を中心とした身体機能により担保されている．
- 心機能では特に全身に血液を供給するためのポンプ機能が低下している．この原因は心筋梗塞による心筋壊死によるものであろう．
- 身体機能では，術後の医学的管理のため安静度に制約を受けるため，廃用性筋萎縮が生じやすい．臥床期間が長い場合は，軟部組織の短縮などによりROM制限が生じる可能性もある．

c. 理学療法の介入プランと制約条件

- これらの機能・構造障害については各肢位における耐久性向上，筋力やROM運動を中心とした運動療法を行う．
- 他のユニット同様，心臓に対する過負荷が制約条件となる．バイタルチェックやモニタ心電図を用い，自覚・他覚症状にも注意を払い，より注意深く進めなければならない．

3　症　例

1　症例情報

　症例は急性心筋梗塞（急性期）の 78 歳女性，職業は専業主婦である．小柄で若干肥満傾向（BMI 26.0），喫煙歴（30 歳より 10 本/日）があった．既往歴に高血圧，脂質異常症を有するものの，日常生活に支障はなかった．一昨日，自宅で倒れているのを家族が発見，救急車にて搬送され緊急入院となる．検査により急性心筋梗塞と診断，緊急冠動脈造影検査（coronary angiography：CAG）を行い，左前下行枝 #6 の完全閉塞を認めた．ただちに経皮的冠動脈形成術（percutaneous coronary intervention：PCI）を施行し再灌流に成功した．重篤な合併症もなく全身状態安定したため，術後 3 日目の本日より心疾患集中治療室（cardiac care unit：CCU）にて理学療法開始となる．

　本人から話を聞いたところ，入院しているため自宅の家事ができないことを心配していた．夫（79）と持ち家（2 階建て）での 2 人暮らし，炊事・洗濯などの家事全般は本人が行っており，夫も会社を経営しているため家事を行うことができない．病前は買い物に出かける程度であまり活動的ではなかった．

　医学的情報として，心電図では V1〜4 で冠性 T 波がみられるが重篤な不整脈はない．心エコー検査では左室の運動低下があり，左室駆出分率（left ventricle ejection fraction：LVEF）40%，胸部単純 X 線画像では肺のうっ血症状は認められず，心胸郭比は 60% であった．

　他部門情報では，病棟 ADL は，ほぼ全介助でベッドアップして整容動作を行っているとのことであった．

　CCU のベッドサイドで観察を行った．ベッド上臥床しており意識清明，バイタルサインは安定し心電図モニタ上でも重篤な不整脈は認められなかった．

　現在の ADL は Barthel Index で 15/100（整容 5・排尿自制 5・排便自制 5），ベッド上安静のため ADL 全般に介助が必要であった．座位耐久性を見るためベッドアップを 60° にしたところ，はじめはめまいを訴えたもののすぐに改善した．バイタルサインは安定し，心電図モニタでも重篤な不整脈は認められなかった．その後端座位からベッド柵につかまり立位となったが，起立の際に下肢の不安定感を訴えた．ただし，いずれの動作や肢位においてもベッドアップ時同様，自覚・他覚症状に問題はなかった．

　身体機能の検査としてスクリーニング的に ROM と粗大筋力を確認した．ROM に著明な問題はなく，筋力については特に下肢において同年代の筋力より弱く（MMT4 相当）感じた．

2 問題解決構造の参考例

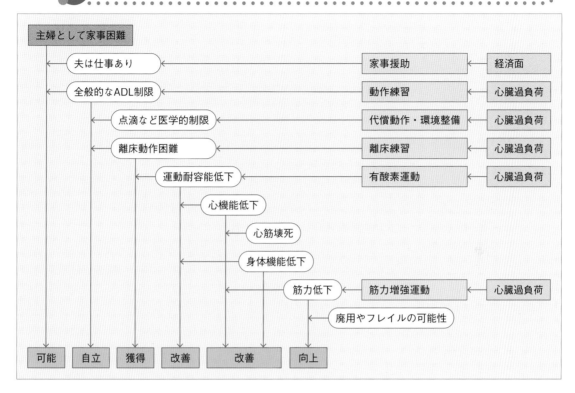

3 思考結果の参考例

3-1. 参加ユニット

a. 初期状態と理学療法目標

　症例は専業主婦であり，家事全般を1人で行っていたことから，主婦としての家事困難を初期状態とする．疾患の一般的な経過を考慮し，最終的な目標を「主婦としての家事可能」とした．

b. 理学療法の標的

　症例が家事を行ううえでは，継続して活動を続けるための運動耐容能が問題となる．現時点では急性期のため買い物や洗濯など，どの程度の運動耐容能が担保されているか不明である．回復期に入り，運動負荷試験が可能となると家事動作の中でも，どのようなことがブロックとなるか明確になるであろう．また，2人暮らしで夫は仕事をもっており「本人以外に家事を行えない」ことが個人環境因子のブロックとなる．目標到達までの期間を家族との調整を含め3か月以内とした．

c. 理学療法の介入プランと制約条件

　夫との相談で家事を代替することや，外的サービスを利用し家事援助を受けることが考えられる．いずれにせよ，仕事を休むことや外的サービスの利用によって経済面での制約条件が生じる．

3-2. 活動ユニット
3-2-1. 身辺動作ユニット
a. 初期状態と理学療法目標

　　症例は急性期のため医学的管理下にあると想定され，その許容範囲内での身辺動作が可能である．初期状態は全般的に介助が必要な状態であるが，安静度が拡大されれば自立する可能性が高い．家事動作を行ううえでも ADL の自立は必須となるので，まずは「身辺動作の自立」を目標とし，目標到達までの期間は 2 週間以内とした．その後，段階的に IADL（家事動作）へと進めてゆく．

b. 理学療法の標的

　　全般的な身辺動作が困難な原因は「離床」ができないからであり，起座から歩行までの離床に必要な基本動作がブロックしている．また，点滴やドレーンなどの影響もあり病前同様に実施できないという「医学的制限」が環境因子のブロックとなる．

c. 理学療法の介入プランと制約条件

　　術後の安静度に合わせ「動作練習」を中心に，環境因子も加味する必要があれば「代償動作」や「環境整備」を用いて改善を図る．症例であれば排泄のために車いすの利用，ポータブルトイレ設置の検討などがこれにあたる．

　　姿勢の変化や活動時には，静脈還流量や血管反射の影響で心臓に対して過負荷となりやすいことが制約条件となる．バイタルサインや心電図モニタに注意し，より慎重に進めなければならない．

3-2-2. 基本動作ユニット
a. 初期状態と理学療法目標

　　身辺動作ユニット同様，術後の急性期では安静度に制約を受けており，身辺動作を行うための「離床動作困難」が初期状態となる．身辺動作に必要な移動手段として歩行までの「離床動作の獲得」を目標とし，目標到達までの期間を 2 週間以内とした．

b. 理学療法の標的

　　離床動作が困難な原因として，「運動耐容能の低下」がブロックとなる．LVEF に代表される検査結果からも心機能が低下していると考えられ，年齢も高いため数日の臥床でも抗重力活動に必要な筋に影響を及ぼしやすい．

c. 理学療法の介入プランと制約条件

　　離床動作については，起座・座位・起立・立位・歩行と段階的に進めていく．心臓に対する過負荷が制約条件となるが，姿勢や動作により負荷量も変化するので，自覚的運動強度（rate of perceived exertion：RPE）などを用い変化を把握することも有用である．

3-3. 機能構造ユニット
a. 初期状態と理学療法目標

　　運動耐容能は，活動に必要な負荷に耐えうる機能であり，呼吸器系や心血管系とその調節をする神経系，力源としての筋など運動器系が関与する総合的な機能である．症例では疾患に伴う心機能の低下に加え，術後安静から身体機能の低下によって運動耐容能が低下していることが初期状態である．

身体負荷としては身辺動作より家事動作のほうが高く，まずは身辺動作に必要な運動耐容能を獲得することを目標とする．

b. 理学療法の標的

運動耐容能低下の原因として，症例では疾患により「心機能の低下」，年齢と病前の活動レベルから身体機能の「筋力の低下」がブロックしている．

c. 理学療法の介入プランと制約条件

心機能の低下については直接的に心臓に介入できないため，運動耐容能の改善を目的とした「有酸素運動」を行う．歩行やエルゴメータを用いた有酸素運動を行うことで，心肺機能や筋の酸化代謝機能の向上が期待できる[3]．加えて症例ではプレフレイルの可能性も否定できず，廃用予防を兼ね抗重力筋を中心とした「筋力増強運動」を行う．

制約条件は前述のとおり，心臓に対する過負荷が制約条件となる．バイタルチェックやモニタ心電図を用い，自覚・他覚症状にも注意を払い，より注意深く進めなければならない．

文献

1) 村上賢治：急性心筋梗塞．基本編 ケースで学ぶ理学療法臨床思考，第2版，有馬慶美ほか編，文光堂，東京，274-285，2019
2) 岡村大介：虚血性心疾患．実践編 ケースで学ぶ理学療法臨床思考，第2版，有馬慶美ほか編，文光堂，東京，456-468，2019
3) 上月正博：内部障害のリハビリテーション：呼吸・循環の重複障害を中心に．日呼吸ケアリハ会誌 28：200-205，2019

（平林弦大）

3 糖尿病足病変（予防期）

[典型モデル]

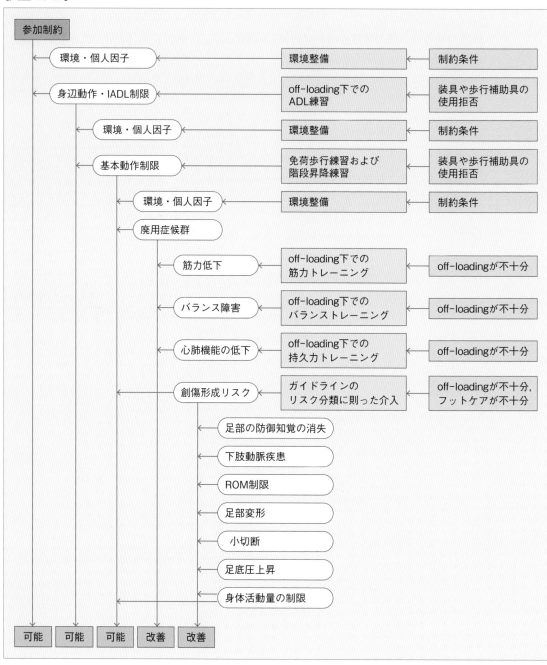

　糖尿病足病変の予防期は，発症予防期と再発予防期に分けられる．再発予防期の症例では，創傷の治療のために，長期間の免荷や安静，下肢切断に伴う廃用症候群によって筋力低下や歩行機能の低下が認められる．また，このため，再発予防期の症例のみでなく発症予防期の症例においても，下肢を中心とした機能障害を呈する．糖尿病足病変の予防期では，これらの機能障害によるさまざまな参加制約を受ける．

　予防期では，創傷の発生を予防することが重要な目標となる．糖尿病神経障害による足部の防御知覚の消失，下肢動脈疾患による下肢虚血，足部変形やROM制限は，足底圧の上昇，胼胝形成，靴ずれ，やけどなどが発生の要因となる．また，特に再発予防期では身体活動量の増加が創傷再発の原因となる可能性となるため，生活における活動範囲が制限される．

1　疾患の基本概念

❶　予防期での病態・治療のまとめ

疾患の 主要な病態	・創傷形成リスクが高い 再発予防期：創傷治癒後や小切断の症例では，再発リスクが非常に高い（5年後65％で再発する） 発症・再発予防期：糖尿病神経障害，下肢動脈疾患などリスクの存在 ・身体機能の低下 再発予防期：創傷治療過程における廃用症候群 発症・再発予防：糖尿病神経障害，下肢動脈疾患による運動機能障害
経　過	糖尿病，高血圧，脂質異常症などの動脈硬化性疾患の発症後，数年から数十年かけて状態が悪化していく 50歳以上の男性に多い
手　術	創部のデブリードマン，植皮，皮弁，下肢切断術（大切断・小切断），血行再建術（血管内治療・バイパス術）
リスク （創傷形成）	糖尿病神経障害による防御知覚の消失，下肢動脈疾患による下肢虚血，小切断・足部変形・ROM制限による足底圧上昇，胼胝 手術：植皮部，皮弁部の脆弱性，感覚障害　小切断術後：尖足内反変形

② 必須となる情報収集項目

情報の種類	項　目
既往歴	糖尿病，下肢動脈疾患，糖尿病神経障害，糖尿病腎症，慢性腎臓病，切断，潰瘍形成
画　像	足部レントゲン画像（デブリードマン，切断部位の確認）
臨床検査	ABI，SPP，tcPO$_2$，下肢動脈超音波検査
生化学データ	CRP，WBC，血糖値，HbA1c，脂質，血清クレアチニン，BUN，eGFR
手術記録	デブリードマンが実行された組織（皮膚・筋・腱・関節・骨），植皮や皮弁の範囲，小切断の形態，血行再建術の範囲と術式
ADL	足部へ負荷の加わる ADL，歩行補助具や装具を使用した免荷歩行，日常生活で必要な身体活動量の把握（通勤手段，時間，買い物，外出など）
環　境	生活環境，職場環境

　糖尿病足病変の創傷発症リスクを把握するために，創傷や切断の既往に関連する情報，糖尿病神経障害，下肢動脈疾患の重症度を把握する必要がある．また，腎機能の低下もリスクとなるため把握が必要である．再発予防期の症例では，治療のために外科的な処置が行われているが，小切断術後の変形，植皮や皮弁の感覚障害や脆弱性は，再発の要因となるため確認が必要である．さらに，創傷予防のためには免荷歩行や身体活動量の範囲を決定する必要があるため，ADL 上必要とされる活動や参加の内容を把握する．

③ 制限を受ける動きの特徴

特徴的な現象	糖尿病神経障害：歩幅のばらつき，歩行速度の低下 下肢動脈疾患：間欠性跛行
足関節・足部	足関節背屈・底屈 ROM 制限，アキレス腱肥厚，足部足趾関節の制限
ADL	足部に負荷の加わる ADL，身体活動量の制限

④ 必須となる検査・測定項目

	検査項目
創傷形成リスクの把握	IWGDF ガイドラインのリスク分類に従った評価 足部の感覚評価：モノフィラメント用いた触圧覚検査，128 Hz 音叉を用いた振動覚検査（母趾背側），ipswitch touch test 下肢虚血：下肢動脈疾患の診断，足背・後脛骨動脈の触知 ROM：足関節，中足趾節関節の ROM 足部変形：鷲爪趾変形，槌趾変形，骨突出などの足部変形，Charcot 関節，外反母趾の有無の確認 歩行時足底圧：足底圧計測器を用いて歩行時の足底圧を計測する． 身体活動量：一日歩数・歩行時間
運動機能評価	筋力（膝伸展筋力，足趾把持力），バランス能力，歩行能力

　糖尿病足病変の予防期の検査では，創傷発生リスクを把握するために IWGDF のリスク分類[1]を用いて評価を実施する．リスク分類は，「糖尿病神経障害による防御知覚の消失」

「末梢（下肢）動脈疾患の有無」「鷲爪趾変形，槌趾変形，骨突出などの足部変形（ROM 制限を含む）の有無」「足部潰瘍と下肢切断の既往，末期腎症の存在」の4つにカテゴリー化される．カテゴリーは0~3の4つであり，数字が大きいほどリスクが高いと解釈される．最もリスクの高いカテゴリー3は，主に再発例であり，「防御知覚の消失か末梢（下肢）動脈疾患のどちらかが存在し，足部潰瘍の既往，下肢切断，末期腎症のいずれかが存在する」である．カテゴリー2は発症前では最もリスクが高く，「防御知覚の消失と末梢（下肢）動脈疾患とが存在する」または，「防御知覚の消失，または末梢（下肢）動脈疾患が存在し，足部変形が存在する」である．カテゴリー1は「防御知覚の消失，または末梢（下肢）動脈疾患が存在する」である．カテゴリー0は「防御知覚の消失，および末梢（下肢）動脈疾患がともに存在しない」であり，リスクが低い状態を指している．

その他，身体活動量や運動機能障害も評価が必要である．

⑤ 必須となるアプローチ

項 目	内 容
創傷形成予防	足の定期的な観察，ROM 運動，靴のフィッティング指導，装具療法，歩行補助具の選定，身体活動量の制御，セルフフットケア指導
運動療法	免荷歩行練習，バランス練習，筋力トレーニング，ADL 練習

糖尿病足病変の予防期において，荷重や身体活動量の増加は，創傷形成リスクを高めるが，一方で身体活動量の減少は，廃用症候群を招いてしまう．この相反する目的を達成するために，糖尿病足病変の予防期の理学療法においては，免荷（off-loading）や靴ずれの予防を達成しながら，身体機能の改善を図ることが目的となる．このため，ROM 運動，靴のフィッティングや装具療法，歩行補助具，身体活動量の制御で off-loading を達成しつつ，筋力やバランス運動，免荷歩行練習で身体機能の改善を図る．

2 ユニットごとの特徴

① 参加ユニットの特徴

a. 初期状態と理学療法目標

- 糖尿病足病変は，動脈硬化性疾患を背景とするため，50歳以上に多い．また，創傷形成の予防のために，off-loading が必要であり身体活動量が制限されるため，参加制約は，家庭生活，社会活動，仕事など多岐にわたる．
- たとえば，就労中であれば，長時間の通勤や電車での通勤が困難となるなどが参加ユニットの初期状態となる．
- 主婦であれば，たとえば身体活動量の制限は，買い物などの参加制約へとつながる．また，補装具の使用は，コスメティックスの面から行動が制限され，社会活動の制限につながる．これらも参加ユニットの初期状態となる．

- 参加レベルの目標状態は，これらの初期状態が解決された状態である．

b. 理学療法の標的

- 参加ユニットのブロックは，参加制約が仕事における遂行困難であれば，固有の通勤手段の困難（電車通勤など）や役割の遂行困難（立位での作業の困難）となる．
- 主婦であれば，役割の遂行困難は，買い物などの移動に関することがブロックとなる．また，他者と触れ合う社会活動の困難では，常時，装具を装着しなければいけないコスメティックスの問題がブロックとなる．
- 仕事や家庭生活での困難は，環境因子に起因する場合もある．

c. 理学療法の介入プランと制約条件

- 身体活動量の制限による通勤困難や主婦が徒歩で買い物に行けない場合，自動車での通勤や買い物への変更を検討するなどの介入プランが必要となる．しかしその際に，自動車を所有していない，職場に駐車場がない，自動車通勤が認められていないなどの環境的問題があれば，これらは制約条件となる．
- off-loadingの観点からは長時間の立位も制限されるため，店頭での接客業なども困難となる．この場合は，配置転換や業務の変更が介入プランとなるが，職場の理解が得られないなどは制約条件となる．
- 装具のコスメティックスな問題で社会活動へ参加できない場合，本人の希望に合わせた装具を作成するなどの介入プランが必要であるが，カスタムメイドでの装具作成は費用が高額であるなど，経済的な問題が制約条件となり得る．

2 活動ユニットの特徴

2-1. 身辺動作ユニットの特徴

a. 初期状態と理学療法目標

- 糖尿病足病変の再発予防期では，創傷治療過程の廃用症候群により，ADLが制限される．糖尿病神経障害，下肢虚血，末期腎症などが重度であれば，治療に時間がかかるため，より強いADL制限を受けている可能性がある．これらが初期状態となる．
- 創傷治療のために植皮や皮弁が実施された症例では，屋内であっても裸足での荷重が制限される．装具や歩行補助具の使用が必須であり，長時間の立位や歩行が制限されるため，ADLやIADL上，不可能となる活動も発生する．これらも初期状態と考えられる．
- 目標状態は，創傷治療過程での廃用症候群や創傷形成リスクによるADLの制限を改善することである．

b. 理学療法の標的

- 再発予防期のADL制限の改善という目標を阻害している原因は，歩行や階段昇降などの移動動作が阻害要因と考えられる．これらは創傷治療過程の廃用症候群によるROM制限，off-loadingを実施していた下肢の筋力低下，原疾患に由来するバランス障害，心肺機能の低下などが目標到達のブロックとなる．
- 創傷形成リスクを軽減する目的で実施されるoff-loadingのための装具療法や歩行補助具の使用も屋内での移動制限を引き起こすブロックとなる．

c. 理学療法の介入プランと制約条件

- 廃用症候群による歩行や階段昇降などの移動動作困難による ADL の制限に対する理学療法の介入プランでは，歩行補助具や装具を使用した免荷歩行での ADL 練習が必要である．
- 環境によって，装具や歩行補助具の使用が不可能な場合，それが制約条件となる．その場合，屋内環境に適した装具を作成し，その使用方法を練習することが重要である．

2-2. 基本動作ユニットの特徴

a. 初期状態と理学療法目標

- 糖尿病足病変の再発予防期では，参加ユニット，身辺動作ユニットの制約を引き起こす歩行能力の低下（歩行スピードの低下，長時間や屋外の歩行制限など），階段昇降能力の低下などが，初期状態となる．
- また，各基本動作で歩行補助具や免荷装具を使用することが必要となるため，日常で遂行できない基本動作が発生する場合がある．これらも初期状態である．
- 理学療法の目標は，これらを改善することである．

b. 理学療法の標的

- 治療過程における廃用症候群が，歩行や階段昇降などの基本動作を制限している場合，ROM 制限，心肺機能の低下，下肢の筋力低下，原疾患に由来するバランス障害などが標的となる．
- 創傷形成予防のために用いる歩行補助具の使用や装具療法が，日常生活での基本動作を制限するブロックとなり得る．

c. 理学療法の介入プランと制約条件

- 理学療法の介入プランは，歩行や階段昇降能力低下の要因となっている筋力低下，バランス障害，心肺機能低下に対して運動療法を実施する．その際に，適切な装具を使用して off-loading を達成することが必要不可欠である．off-loading を達成できない状態で運動療法を行うと潰瘍形成リスクが高くなるため，たとえば，経済的な理由やコンプライアンスの問題で装具療法が実施できない場合などは制約条件となる．

  歩行補助具や装具を正しく使用し，off-loading を達成できるように免荷歩行練習を実施することも介入プランとなる．免荷歩行が正しく実施できれば，活動量を増加させることができ，それにより長時間の歩行や身体活動量の増加も可能となるであろう．
- この際，装具の使用を拒否される場合があるが，装具を使用しないと創傷形成リスクが高まるため，活動量を増加させることが不可能となる．これらは制約条件といえる．

3 機能・構造ユニットの特徴

a. 初期状態と理学療法目標

- 糖尿病足病変の再発予防期の機能・構造ユニットの初期状態は，廃用症候群に起因する下肢の筋力低下，ROM 制限，心肺機能の低下などである．
- 発症予防期の症例においても，糖尿病神経障害や下肢動脈疾患によるフレイル，筋力低下，ROM 制限，バランス障害，心肺機能の低下などを呈する．これらも初期状態であ

る.

● 予防期の症例では，もう一つの初期状態として，糖尿病神経障害による足部の防御知覚の消失，下肢動脈疾患による下肢虚血，足部変形や ROM 制限による足底圧の上昇，胼胝形成，靴ずれ，やけどなどの創傷発生の要因が存在することが挙げられる. また，身体活動量の増加も，特に再発予防期では創傷再発の原因となる可能性があるため初期状態であるといえる.

● 理学療法の目標は，「創傷形成の予防」「廃用症候群による運動機能障害の改善」となる.

b. 理学療法の標的

● 予防期の症例の筋力低下，ROM 制限，バランス障害は，廃用症候群に加えて，原疾患により発生する. 糖尿病足病変患者では，両側性，末梢・下肢優位に症状が出現する.

● 再発予防期の症例では，治療のために実施される off-loading 実施側の筋力低下を招く.

● 再発予防期の症例で小切断が見られる場合，ブロックとなる. 小切断では，術後に足部変形が発生し，再発リスクが高くなる.

c. 理学療法の介入プランと制約条件

● 介入プランとして筋力低下，バランス障害，歩行能力低下に対して運動療法を実施するが，off-loading を達成した状態で実施する.

● 創傷形成を予防するために IWGDF のリスク分類に従って，スクリーニングを実施し，分類に従った介入を行う.

● 創傷形成予防の介入プランとして off-loading の達成を目指す. そのためには，装具療法に加えて，ROM 運動，免荷歩行練習が必要である.

● セルフフットケア指導も実施する.

3　症　例

① 症例情報[2)]

　症例は，糖尿病足病変再発予防期の 72 歳男性である. 診断名は，右第 1 趾糖尿病性壊疽であり，右第 1，2 中足骨切断が実施されている. 現病歴は入院 2 週間前に自宅にて右第 1 趾の出血に気づき，皮膚科を受診した. 糖尿病性壊疽，蜂窩織炎と診断され，外来にて抗生剤の投与を受けていたが，寛解せず透析内科入院となった. 入院時の血液生化学データは，体温 36.7℃，WBC 11,500/mm^3，CRP 17.0 mg/dL，Hb 10.6 g/dL，Ht 29.5%，TP 6.6 g/dL，ALB 2.9 g/dL，BUN 32 mg/dL，Cr 7.7 mg/dL，FPG 354 mg/dL であった. 入院 2 週後には，WBC 8,300/mm^3，CRP 4.2 mg/dL と感染徴候が軽減したが，壊死範囲が拡大したため，切断の適応と判断された. 血管外科の評価では，ABI は右 0.8，左 0.75 であり，MRA 上，両側膝窩動脈までは開存しており，末梢血流もある程度保たれていると判断された. このため下腿切断ではなく第 1，2 中足骨切断が選択された. 入院 4 週後に，第 1，2 中足骨切断術が実施され，入院 6 週後に，CRP 0.8 mg/dL と炎症所見が改善し理学療法が開始となった. 症例の既往歴は，50 歳時に糖尿病，高血圧と診断され経口糖尿病薬が投与されていた. 55 歳時には，糖尿病網膜症に対し光凝固療法が施行された. 58 歳時には，

多発性脳硬塞を発症し，左片麻痺が軽度残存し，61 歳時には脳硬塞を再発した．62 歳時には，糖尿病腎症による腎不全のため血液透析の導入となった．63 歳時に，脳硬塞を再々発した．理学療法開始時の食事療法は，腎臓病食であり，摂取エネルギー 1,900 kcal，蛋白質60 g，塩分 7 g 以下だった．薬物療法は，超速効型インスリンを sliding scale にて投与されていた．合併症は高血圧，脂質異常症，糖尿病神経障害，糖尿病網膜症（増殖期），糖尿病腎症（腎不全にて血液透析中）であった．飲酒・喫煙はなく，仕事はしていなかった．

　開始時に問題と考えられた点は，退院後には，血液透析のための通院が週に 3 回必要であることであった．入院前は，杖歩行にて透析病院まで妻の運転する自動車で通院していた．自宅から車に乗るまでにはマンションのため玄関から駐車場まで6〜7分の歩行が必要であった．しかし，理学療法開始時には，平行棒内歩行監視レベルであり，通院は不可能であった．身体機能は，両片麻痺は認められるが stage 6 と軽度であり，筋力は，股関節・膝関節 3 レベル，足関節底屈筋群 2 レベルであった．心肺持久力は，平行棒内歩行連続 4 往復程度が限界であり，透析前後での血圧変動もみられたため長距離歩行は不可能であった．

　本症例は創傷治療のために小切断が実施されており，IWGDF のリスク分類[1]でカテゴリー 3 に該当した．再発予防のためには，off-loading が必須であり装具の使用が必要と考えられた．したがって，透析病院への通院のためには，免荷歩行が獲得できた状態で必要な時間の屋外歩行能力の獲得が必要であった．創傷形成リスクとしては，5.07monofilament での触圧覚検査では防御知覚の消失が認められた．ABI は両側 0.9 未満であり，下肢動脈疾患が認められた．足背，後脛骨動脈の触知も不可能であった．その他，切断側の足底圧は，踵部で上昇がみられ（35 N/cm^2），左足部では前足部で上昇が見られた（38 N/cm^2）．皮膚の乾燥，爪白癬・肥厚が認められた．足部変形は認められなかったが，足関節背屈 ROM は両側 0° であり著明な制限が認められた．

② 問題解決構造の参考例

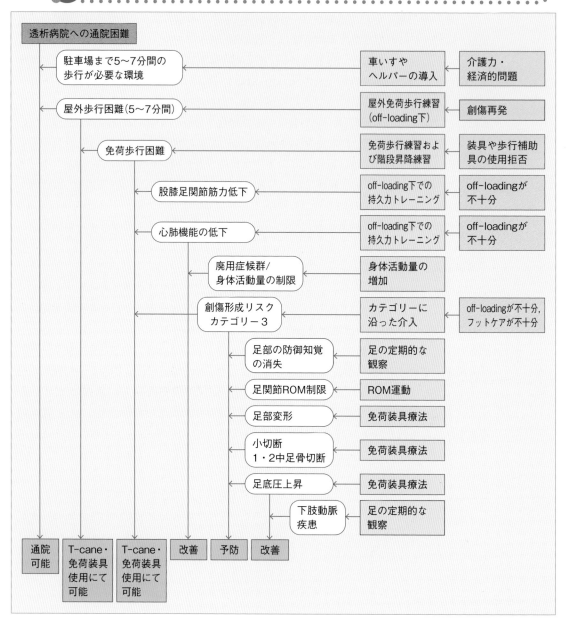

③ 思考結果の参考例

3-1. 参加ユニット

a. 初期状態と理学療法目標

- ●症例は就労しておらず，自宅内での生活は，妻が介助者として存在しているため，ある程度の介助が必要な状況でも，自宅復帰は可能な状況であった．
- ●一方で，本症例は，透析療法を週に 3 日実施しており，その通院の困難が初期状態と考

えられる．したがって，理学療法の参加ユニットの目標は，透析病院への通院が可能となることとした．

b. 理学療法の標的

- 透析病院への通院のブロックは，5〜7分間の屋外歩行の困難である．また，創傷再発リスクが高いため，その予防のために屋外歩行時に歩行補助具や装具療法による免荷歩行を獲得する必要があるため，「免荷歩行の困難」もブロックとなる．

c. 理学療法の介入プランと制約条件

- 介入プランとしては，「免荷歩行練習」「5〜7分間の連続屋外歩行練習」を行う．その際，創傷再発した場合，歩行を制限されてしまうため制約条件となる．
- 能力の獲得が不可能な場合，妻による車いす介助での移動方法への変更も介入プランとなる．あるいは，通院を手伝ってもらうヘルパーの利用なども介入プランとなり得る．制約条件としては，妻が車いすでの介助を行うことが不可能な場合や経済的な事情でヘルパーの利用が困難な場合などが挙げられる．

3-2. 活動ユニット

a. 初期状態と理学療法目標

- 活動ユニットの初期状態は，5〜7分間の連続屋外歩行の困難となる．また，歩行補助具や装具を用いた免荷歩行の困難も該当する．理学療法の目標は，これらの獲得となる．

b. 理学療法の標的

- 5〜7分間の連続屋外歩行が困難な原因として，筋力が，股関節・膝関節3レベル，足関節底屈筋群2レベルであることや平行棒内歩行連続4往復程度の心肺持久力の低下が見られることがブロックとなる．
- また，創傷形成リスクが高いため，off-loading が必須であるため，装具療法や歩行補助具の使用が必要になる点もブロックと考えられる．

c. 理学療法の介入プランと制約条件

- 筋力低下や心肺持久力の低下に対しては，透析療法による血圧変動に注意をはらいながら運動療法を実施することが介入プランとなる．制約条件としては，創傷形成リスクが高いため装具を用いた off-loading が必要であることである．
- 装具や歩行補助具の正しい使用方法を含めた免荷歩行練習も必要な介入プランである．

3-3. 機能・構造ユニット

a. 初期状態と理学療法目標

- 本症例の機能・構造ユニットの初期状態は，下肢の筋力低下，心肺機能の低下である．
- 本症例は，血液透析患者であり，右1，2趾足底面の創傷によって，第1，2中足骨切断が実施されていた．糖尿病神経障害は 5.07monofilament 無感覚であるため，防御知覚は消失していた．ABI 0.8/0.75，両足背・後脛骨動脈触知減弱であったため，下肢動脈疾患も存在すると判断された．IWGDF ガイドラインのカテゴリー分類でカテゴリー3に該当する[1]．これらが初期状態である．
- 理学療法の目標は，「創傷形成の予防」「運動機能障害の改善」となる．

b. 理学療法の標的

● 本症例でみられる下肢の筋力低下や心肺機能の低下は，糖尿病神経障害や下肢動脈疾患に由来するものに加えて，治癒過程における廃用症候群によるものとなる．廃用症候群はもちろん回復が見込めるが，糖尿病神経障害や下肢動脈疾患に由来する筋力低下も改善可能であるため，これらが標的となる．

● 創傷再発リスクの上昇の点では，防御知覚の消失と下肢虚血に加えて，小切断と ROM 制限による足底圧の上昇が認められる．これらを改善し off-loading を達成することが標的となる．また，本症例はカテゴリー 3 であるが，身体活動量の増加は，創傷再発の原因となる可能性が高いため，適切に身体活動量の増加も標的となる．

c. 理学療法の介入プランと制約条件

● 介入プランとして筋力低下，バランス障害，歩行能力低下に対して運動療法を実施するが，off-loading を達成した状態で実施する．

● 創傷形成予防の介入プランとして off-loading の達成を目指す．そのためには，装具療法に加えて，ROM 運動，免荷歩行練習が必要である．本症例は足底潰瘍が治癒したカテゴリー 3 の症例であるため，カスタムメイドのインソールと靴が必要である．両足部に透析前後で変動する浮腫が存在するため，浮腫の変化に対応可能なトウボックスがストレッチ素材になっている靴を選択するべきである．また，歩行中の最大圧を 30% 以上，もしくは 200 kPa 以下に減少できれば，潰瘍形成リスクが低下するとされており，足底圧計測での効果判定も実施する．

● 身体活動量は，off-loading が十分に達成できていることを確認し，かつ，定期的な足部の観察を行いながら，適切に身体活動量を増やす．

● 創傷の再発が制約条件となる．

文 献

1) IWGDF Guidelines：THE 2019 IWGDF GUIDELINES ARE NOW AVAILABLE!. https://iwgdfguidelines. org/guidelines/guidelines/（2021 年 10 月 5 日閲覧）
2) 河辺信秀ほか：24 無症状だからこそ気にかける．考える理学療法［内部障害編］，丸山仁司ほか編，文光堂，東京，327-342，2008

（河辺信秀）

第5章　疾患別の問題解決思考　3. 内部障害

4 慢性腎不全（透析：回復期）

[典型モデル]

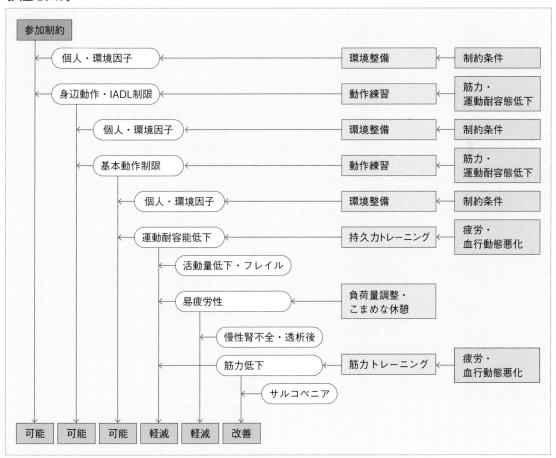

　慢性腎不全における透析後の患者においては，筋力低下などの機能低下や運動耐容能の低下による参加制約が生じやすい．継続的な腎機能障害や透析治療によりフレイルやサルコペニアといった種々の合併症も生じやすくなっている．さまざまな動作を行うと疲労を生じやすく，日常生活だけでなく趣味活動や社会参加が制約される．また，透析治療を継続して行うことによる参加制約も生じやすい．

　この時期の介入方法は，種々の合併症に注意しながら筋力増強運動や持久力トレーニングなどの運動療法と，日常生活活動を行いやすくするための動作練習（ADL練習）が中心となる．また，社会参加しやすいように環境調整をすることも必要となる．

1 疾患の基本概念

1 回復期での病態・治療のまとめ

病　態	不可逆的な腎不全 糖尿病性腎症，慢性糸球体腎炎，腎硬化症などが原因疾患として挙げられる
主症状	水分貯留，高カリウム血症，高血圧，全身浮腫，心不全，疲労・倦怠感
経　過	数か月から年単位で緩やかに進行する 糸球体濾過量（glomerular filtration rate：GFR）の値により Stage 1〜5 に分類する
手　術	血液透析，腹膜透析，腎移植
リスク	腎性貧血，骨ミネラル代謝異常，腎性骨症，心血管合併症
本期としての特徴	Stage の進行につれて身体・運動機能が低下する 筋力低下，歩行速度低下，身体的フレイル

2 必須となる情報収集項目

情報の種類	項　目
基礎情報	CKD の重症度分類（原因疾患，GFR 区分，尿蛋白）
画　像	筋量測定（DXA）にてサルコペニアを把握
既往歴，合併症	心血管疾患の危険因子，高齢者に多い疾患であるため腰痛や膝痛の有無
生化学データ	GFR，血液検査（クレアチニン，尿素窒素，カリウム，カルシウム，ナトリウム，リン，重炭酸イオン，ヘモグロビン，アルブミンなど），尿検査(pH，たんぱく質，糖，潜血，ウロビリノーゲン，ビリルビン，ケトン体など)
手術記録	血液透析，腹膜透析，腎移植
薬物療法の情報	腎排泄性の薬物は避ける，インスリンは低血糖のリスクが高くなる
ADL 関連	バスキュラーアクセス側（透析のためのアクセスルート）の上肢を使う動作 透析患者では ADL の介助が必要なレベル
環　境	生活環境，介助者

　慢性腎臓病（chronic kidney disease：CKD）は慢性的な腎機能悪化により ADL に支障をきたす．高齢者に多い疾患群であるが，それまでの生活により生じている既往歴や合併症が運動機能や日常生活に支障をきたす．病期や腎不全の状態を把握することが有用な理学療法プランを考えるうえで大切である．

③ 必須となる検査・測定項目

	検査項目
身体機能	フレイル（Fried の基準），サルコペニア（EWGSOP の基準），筋力（握力や膝伸展筋力），バランス能力（ファンクショナルリーチ，片脚立位，），歩行能力，SPPB（short physical performance battery）
ADL	Barthel Index, FIM (functional independence measure), Lawton の IADL 評価表
身体活動量	運動習慣の有無，歩数，IPAQ（international physical activity questionnaire）

　CKD 患者では病期の進行に伴い，フレイルやサルコペニアを有する患者が増える．筋力などの身体機能の低下は，生命予後不良につながるため，早期より身体機能や身体活動量を把握することが対象者の生命・生活を維持するために必要な指標となる．

　また，身体活動量が減少すると ADL や IADL の低下につながる．身体機能の変化だけでなく ADL や IADL は患者の生活を把握する有用な指標である．

④ リスク管理

保存期	フレイル，尿毒症，浮腫，高血圧，心不全，高カリウム血症，腎性貧血，糖尿病
血液透析患者	サルコペニア，心不全，高血圧症，低血圧症

　CKD 患者では，身体機能や ADL を維持するために運動療法を行います．その際，リスク管理が必要になる．

⑤ 必須となるアプローチ

項　目	内　容
運動療法	運動耐容能トレーニング（歩行，自転車エルゴメーター，水中運動など），レジスタンストレーニング（自重やチューブ，ボールなどを用いて大筋群を実施），ストレッチ
生活指導（ホームプログラムを含む）	歩行運動（歩数計を装着），レジスタンストレーニング（自重やチューブ，ボールなどを用いて大筋群を実施），ストレッチ

　CKD や透析療法に伴う身体・運動機能低下を改善し，ADL・IADL の維持・向上を図り QOL の向上を目的に運動療法を行う．歩行などを用いた運動耐容能トレーニングやレジスタンストレーニングを患者の疲労度などを考慮し負荷を設定して練習を行う．透析日と非透析日では疲労度や循環動態の違いを考慮に入れた練習メニューとする．

　また，在宅での運動指導では，歩数計など視覚的に見やすい指標や回数の目標を定めて練習を行ってもらう．

　運動療法実施中は心血管系のイベントが発生しないようにリスク管理を行う．

2　ユニットごとの特徴

❶　参加ユニットの特徴

a. 初期状態と理学療法目標

- CKD は高齢者に多い．仕事への影響や家庭・地域での役割に影響がある．
- 日常生活困難や仕事や地域活動などの社会活動への参加困難が参加ユニットの初期状態となる．
- 特に入院による透析治療は，家庭や社会生活への参加困難が初期状態となる．
- 一般的に参加レベルの目標状態は初期状態が解決された状態である．

b. 理学療法の標的

- 参加ユニットのブロックは，対象者の家庭生活における役割困難（家事などの IADL における役割）に関連した内容と，仕事など社会生活における役割困難に関連した内容となる．
- 重症例や透析患者では家庭生活困難が参加制約となり，家庭生活にかかわるさまざまな行為がブロックになる．
- 家庭環境や職場環境，社会環境などの環境因子も参加を制限する因子となる．

c. 理学療法の介入プランと制約条件

- 参加を制約する因子に対する介入プランでは，代償動作の練習や環境的介入として人的あるいは物的な代償が一般的である．
- 独歩での外出が困難になる場合は，歩行器など補助具の使用やタクシーや家族による送迎などを行う．また，仕事をしているのであれば配置転換やリモートワークなどにより職場内での移動や通勤による移動の軽減を図る．
- 本人・家族の経済状況や周囲の介護・介助に対するかかわり方，地域の社会資源の状況などが参加制約となる場合がある．

❷　活動ユニットの特徴

2-1. 身辺動作ユニットの特徴

a. 初期状態と理学療法目標

- 透析治療による入院のため，ADL や IADL の実施状況は病前に比べて大きく低下している．本人・家族への聞き取りによる病前の ADL を把握することと，身体機能や活動量を把握し改善目標を想定する．
- 透析治療の疲労が極度であったり翌日も疲労が残ったりするような患者では，運動療法を実施できない．実施できたとしても低負荷・低頻度の練習しか行えない状況では，ADL の改善が困難な場合もあり，患者の状況をしっかりと把握して理学療法の目標を決定する．

b. 理学療法の標的

- この目標への到達を阻害している原因は，筋力などの身体機能低下や運動耐容能低下が

考えられる．CKD および透析後の患者では身体機能や運動耐容能の低下が起こりやすいため，目標到達の阻害要因になる．

- 環境因子も ADL や IADL を制限する要因となる．玄関や廊下などの家屋環境，坂道や段差など家屋周囲や外出先の道路などの社会環境なども目標到達の阻害要因になる．

c. 理学療法の介入プランと制約条件

- ADL・IADL を制限する因子（身体機能低下，運動耐容能低下，環境因子）に対する理学療法の介入プランとして，身体機能低下や運動耐容能低下に対しては，筋力低下などがみられても継続できるような代償的 ADL の練習を行う．
- 運動耐容能低下による立位での家事動作困難例では，座位でできる家事動作を練習する．代償手段の練習においてもさらなる運動耐容能低下や身体機能低下が認められる場合があるので，バイタルサインや Borg スケールなどを使用しながらリスク管理に努める．
- 環境因子に対するプランとしては，手すりや段差解消のみならず主に使用する部屋の変更や，家庭内での生活範囲を小さくすることで運動耐容能低下への対応を行う．また，外出時には歩行器や車いすなど家屋周囲や外出場所の環境に合わせて必要な補助具を使用する．

2-2. 基本動作ユニットの特徴

a. 初期状態と理学療法目標

- 透析治療による入院のため，基本動作の実施状況も病前に比べ低下している可能性がある．特に立ち上がりや歩行など転倒につながりやすい状況は注意が必要である．本人・家族への聞き取りによる病前の状況を把握することと，身体機能や活動量を把握し改善目標を想定する．
- 透析治療の疲労が極度であったり翌日も疲労が残ったりするような患者では，運動療法を実施できない．実施できたとしても低負荷・低頻度の練習しか行えない状況では，基本動作の改善が困難な場合もあり，患者の状況をしっかりと把握し理学療法の目標を決定する．

b. 理学療法の標的

- この目標への到達を阻害している原因を機能・構造障害に求めると，筋力などの身体機能低下や運動耐容能低下が考えられる．CKD および透析後の患者では身体機能や運動耐容能の低下が起こりやすいため，目標到達の阻害要因になる．
- 大殿筋や中殿筋，大腿四頭筋などの筋力低下がみられると立ち上がり時や歩行時に転倒のリスクが高くなる．
- CKD の病期の進行や透析治療に伴う運動耐容能低下も基本動作を制限する要因となる．

c. 理学療法の介入プランと制約条件

- 基本動作を制限する因子（身体機能低下，運動耐容能低下，環境因子）に対する理学療法の介入プランとして，身体機能低下や運動耐容能低下に対しては，筋力トレーニングや基本動作の反復練習を行う．
- 運動耐容能低下や身体機能低下に対する練習を行う際には，バイタルサインや Borg スケールなどを用いて体調の変化を確認しながらリスク管理に努める．

- CKD患者ではフレイルやサルコペニアなどの状態に陥っている場合が多いので，過負荷にならないように負荷量の調節が必要である．

③ 機能・構造ユニットの特徴

a. 初期状態と理学療法目標

- 透析治療後の患者において，基本動作やADLの制限の直接的な原因は，筋力低下などの身体機能低下や運動耐容能低下である．本人・家族への聞き取りによる病前の状況を把握することと，現状の身体機能や活動量を把握し改善目標を想定する．
- 透析治療の疲労が極度であったり翌日も疲労が残ったりするような患者では，運動療法を実施できない．実施できたとしても低負荷・低頻度の練習しか行えない状況では，身体機能や運動耐容能の改善が困難な場合もあるので，患者の状況をしっかりと把握し理学療法の目標を決定する．

b. 理学療法の標的

- 筋力などの身体機能低下や運動耐容能低下は，CKDおよび透析による影響が大きい．
- CKDの病期の進行や透析治療に伴う運動耐容能低下は，フレイルやサルコペニアを引き起こし，機能・構造障害を引き起こす要因となる．

c. 理学療法の介入プランと制約条件

- これらの機能・構造障害に対する理学療法の介入プランとして，身体機能低下や運動耐容能低下に対しては，筋力トレーニングや基本動作の反復練習を行う．
- 運動耐容能低下や身体機能低下に対する練習を行う際には，バイタルサインやBorgスケールなどを用いて体調の変化を確認しながらリスク管理に努める．
- CKD患者ではフレイルやサルコペニアなどの状態に陥っている場合が多いので，過負荷にならないように負荷量の調節が必要である．

③ 症　例

① 症例情報

　症例は，CKDの64歳男性．職業は無職．以前は会社の営業職として働いていた．63歳で退職し，現在は無職．家族は65歳の妻と34歳の長男，32歳の次男．長男と次男は独立し，現在は妻と二人暮らし．身長167 cm，体重85 kg，BMI 30.5．仕事柄，夜遅くまで残業しており生活リズムは乱れ，外食中心の不規則な食生活になっていた．50代前半に糖尿病を発症し，服薬治療を継続的に行ってきた．投薬により，糖尿病発症後も日常生活は特に大きな問題がなく継続できていた．しかし，50代後半頃から，日中の疲労感が強くなり，体力低下を感じるようになっていた．また，糖尿病だけでなく高血圧などの合併もみられるようになってきた．GFRや尿アルブミンの値が徐々に悪化してきた．服薬治療により急激な腎機能の悪化は避けられたが，長期間にわたる腎機能障害により60歳の時に慢性腎不全を発症した．慢性腎不全の診断後も，服薬治療と食事や運動などの生活指導により

外来通院を継続してきた.

　60歳を過ぎた頃からは日中の疲労感がさらに強くなり, 仕事もデスクワーク中心であれば行える程度であった. 疲労感が強いため残業をすることも少なくせざるを得なかった. 家庭生活においても疲労感が強く, 若い頃からの趣味であった旅行へ行くこともほとんどなくなった.

　63歳の時に日中の疲労感が強く, 通勤や仕事に影響が大きいことから退職するに至った. 家庭内では家族のサポートにより何とか日常生活動作は行えるが, 疲労感が強く休憩を挟みながら行わなければならない時もあった. 浮腫や食欲不振などの症状も出現し, GFRは38 mL/分/1.73 m², アルブミン値は3.5 g/dLとさらに悪化し, 医師から透析治療が必要だと言われ透析治療を開始した. 透析治療の開始当初は入院による透析治療を行っていたが, 現在は週3日の外来通院で透析治療と理学療法を行っている.

　動作前後では血圧が20〜30 mmHg程度, 脈拍は20回/分程度, 呼吸数10回/分程度上昇し, 息切れの訴えもある. 修正Borgスケールは7, 6MWDは390 m, TUGは9秒であった. 全身のROMは著明な制限は認められないが, 大関節のMMTは4レベルであり, 握力は26〜28 kgであった.

② 問題解決構造の参考例

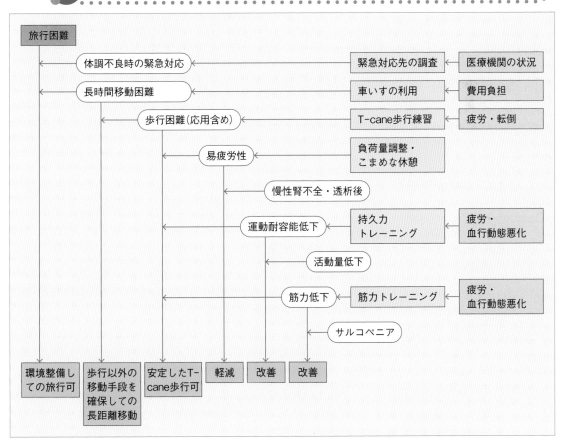

3 思考結果の参考例

3-1. 参加ユニット

a. 初期状態と理学療法目標

　　症例は家族のサポートにより何とか日常生活を送ることができている．しかしながら趣味であった旅行に行くことができていない状態であり，以前は行けていた旅行に環境を整えた状況で行けるようになることを目標とした．目標到達までの期間を 3 か月とした．

b. 理学療法の標的

　　旅行に行けないという IADL 制限は，旅行の際の長距離移動困難がブロックとなる．家庭生活において家族の手を借りながら移動しているが，旅行の際には家庭内より遠い距離の移動が必要となる．加えて環境因子のブロックとしては，体調不良時の緊急対応が挙げられる．

c. 理学療法の介入プランと制約条件

　　介入プランは，旅行に向けた活動については，長距離の移動困難に対しては車いすなど移動手段の検討を行う．環境因子に対しては旅行先での透析治療や体調不良時に対応してもらえる病院などの調整を行う．

　　制約条件としては，環境因子のプランに対するものでは旅行先に対応可能な医療機関の有無や対応先の対応能力などとなる．移動手段の確保に関しては費用負担が発生することが挙げられる．

3-2. 活動ユニット

a. 初期状態と理学療法目標

　　長距離の移動困難な状況であり，旅行に行くうえでは歩行以外の移動手段を確保して移動できることを目指す．長距離の移動困難の基本動作のブロックとしては歩行困難が挙げられ，安定した T-cane 歩行の獲得を目指す．

　　期間は 2 か月をめどに考えながら，長期的に継続できるようにする．

b. 理学療法の標的

　　長距離の移動困難のブロックとなっている基本動作の要素は，歩行困難が挙げられる．旅行先に行くことや旅行先での移動では歩行が求められる場面が多々ある．そのため平地歩行だけではなく，応用歩行まで含めた歩行能力が求められる．家庭内での短距離の移動は家族のサポートにより行えているが，屋外となるため T-cane での安全な歩行獲得を目指す．そして歩行のブロックとなる機能・構造障害のブロックとしては易疲労性・運動耐容能低下・筋力低下が挙げられる．

c. 理学療法の介入プランと制約条件

　　介入プランは，歩行困難に対しては安定した歩行獲得を T-cane を用いた歩行練習を行う．易疲労性に対しては透析日は理学療法士の監視のもとで体調管理や運動負荷量の調整を行う．非透析日は家庭での自主練習を指導し，本人や家族の協力を仰いで運動量の調整を行う．運動耐容能低下に対しては持久力トレーニングを行う．筋力低下に対しては，筋力トレーニングを行う．

　　制約条件としては，歩行練習においては疲労や転倒に注意しなければならない．持久力

トレーニングや筋力トレーニングにおいては疲労と運動前後でのバイタル変動があるため血行動態の変動に注意する必要がある.

3-3. 機能・構造ユニット

a. 初期状態と理学療法目標

易疲労性に関してなくすことは疾患の特性上難しいため，軽減させることを目標とする．運動耐容能低下と筋力低下に関しては，機能的な問題のため改善することを目標とする．

期間は1か月をめどに考えながら，長期的に継続できるようにする．

b. 理学療法の標的

易疲労性のブロックとなっている要素は疾患そのものになる．加えて透析療法も行っているため，透析後にも疲労を感じやすい状態となっている．運動耐容能低下のブロックは活動量の低下によるものと考える．筋力低下については活動量低下の要素に加えてサルコペニアが生じていると考える．

c. 理学療法の介入プランと制約条件

介入プランは，旅行だけでなく日常生活を継続して行うためにも筋力や運動耐容能の向上を図る．易疲労性があるため透析日は理学療法士の監視のもとで体調管理や運動負荷量の調整を行う．非透析日は家庭での自主練習を指導し，本人や家族の協力を仰いで運動量の調整を行う．

制約条件としては，CKDや透析治療の影響によってフレイルやサルコペニアが進行しているので，状態の悪化に注意が必要である．加えて血行動態の変動に注意しなければならない．

参考文献

・臼井直人：第4章―代謝・腎疾患― 2 腎疾患. Crosslink 理学療法学テキスト 内部障害理学療法学，解良武士ほか編，メジカルビュー社，東京，248-287，2019
・音部雄平ほか：第11章 腎不全―知識・検査データ・治療．PT・OT入門 イラストでわかる内部障害，上杉雅之監，堀江　淳編，医歯薬出版，東京，217-238，2020
・平木幸治：第12章 腎不全―障害評価と理学療法プログラム．PT・OT入門 イラストでわかる内部障害，上杉雅之監，堀江　淳編，医歯薬出版，東京，239-258，2020

（石橋誠隆・松井有史）

索　引

検印省略

問題解決モデルで見える理学療法臨床思考
臨床実習・レポートにも役立つ統合解釈テクニック

定価（本体 3,000円＋税）

2022年4月9日　　第1版　第1刷発行

編　者　　加藤　研太郎・有馬　慶美
　　　　　　かとう　けんたろう　ありま　けいみ
発行者　　浅井　麻紀
発行所　　株式会社 文光堂
　　　　　〒113-0033　東京都文京区本郷7-2-7
　　　　　TEL　（03）3813－5478（営業）
　　　　　　　　（03）3813－5411（編集）

© 加藤研太郎・有馬慶美, 2022　　　　　　　印刷・製本：三報社印刷

ISBN978-4-8306-4597-6　　　　　　　　　Printed in Japan